Alles,

Was Sie wissen müssen,

um

Onkologiepfleger

zu werden

Der vollständige Leitfaden

ALEXANDER CAREWELL

Inhaltsverzeichnis

« *Jeder Patient ist ein einzigartiges Universum, und in der Onkologie ist es unsere Aufgabe, an seiner Seite zu segeln und Hindernisse in Hoffnung zu verwandeln.* »

Kapitel 1:
EINFÜHRUNG IN DIE ONKOLOGIE

Geschichte und Entwicklung der Onkologie

Die Onkologie, wie wir sie heute kennen, ist das Ergebnis einer jahrhundertelangen Entwicklung von Entdeckungen, Experimenten und technologischen Fortschritten. Doch bevor wir in diese reiche Geschichte eintauchen, begeben wir uns zurück in die Zeit der alten Zivilisationen.

Im alten Ägypten, vor über 3000 Jahren, wurde Krebs zum ersten Mal schriftlich auf einem Papyrus erwähnt. Zu dieser Zeit war die Krankheit noch unbekannt, geheimnisumwittert und oft mit Aberglauben verbunden. Die Behandlungen waren rudimentär und basierten hauptsächlich auf chirurgischen Eingriffen, ohne das Wesen der Krankheit wirklich zu verstehen.

Im Laufe der Jahrhunderte blieb Krebs, vom lateinischen "Krabbe" - ein Name, der vom griechischen Arzt Hippokrates vergeben wurde, um die Art und Weise zu beschreiben, wie sich die Krankheit sternförmig im Körper ausbreitete -, für die meisten Ärzte und Forscher ein Rätsel. Galen, ein weiterer griechischer Arzt, machte den Begriff "Tumor" populär, um abnormale Wucherungen zu beschreiben, die bei einigen Patienten beobachtet wurden.

Erst im 19. Jahrhundert, mit dem Aufkommen des Mikroskops, begannen Wissenschaftler, die wahre zelluläre Natur des Krebses zu verstehen. Damals wurden die Krebszellen zum ersten Mal identifiziert. Diese Entdeckung öffnete die Tür zu einer neuen Ära der Forschung und des Verständnisses.

Mit dem Beginn des 20. Jahrhunderts nahm die Onkologie als medizinisches Fachgebiet allmählich Gestalt an. Die Chirurgie blieb das Herzstück der Behandlung, aber andere Modalitäten, wie die Strahlentherapie, entstanden dank der Entdeckung der Röntgenstrahlen. In den 1940er Jahren kam die Chemotherapie auf und bot eine weitere Waffe im Arsenal der Krebsbekämpfung.

Das moderne Zeitalter der Onkologie ist durch einen multidisziplinären Ansatz gekennzeichnet. Fortschritte in der Genetik und Molekularbiologie haben den Weg für gezielte Therapien geebnet, die es ermöglichen, bestimmte Krebsarten mit einer bisher nicht gekannten Präzision zu behandeln. Heute verkörpert die Immuntherapie, bei der das eigene Immunsystem des Patienten zur Krebsbekämpfung eingesetzt wird, Innovation und Hoffnung für viele Patienten und Angehörige der Gesundheitsberufe.

Die Geschichte der Onkologie ist die Geschichte eines unermüdlichen Strebens nach dem Verständnis und der Behandlung einer der komplexesten Krankheiten in der Geschichte der Menschheit. Sie ist ein Zeugnis für den Triumph von Neugier, Beharrlichkeit und wissenschaftlicher Innovation angesichts medizinischer Herausforderungen.

Die Bedeutung der Rolle des Krankenpflegers in der Onkologie

Die Onkologie ist ein anspruchsvolles und sich ständig weiterentwickelndes medizinisches Fachgebiet, in dessen Mittelpunkt die Betreuung von Krebspatienten steht. Im Zentrum dieser Dynamik steht der Krankenpfleger in der Onkologie, dessen Rolle weit über die Verwaltung der Pflege hinausgeht. Sein Platz ist sowohl im Heilungsprozess des Patienten als auch in der Mechanik eines eingespielten medizinischen Teams von entscheidender Bedeutung.

Zunächst einmal erfordert die Komplexität der onkologischen Behandlung einen ganzheitlichen Ansatz. Krebspatienten sind häufig mit einer Vielzahl von Symptomen konfrontiert, die sowohl durch die Krankheit selbst als auch durch die Nebenwirkungen der Behandlungen verursacht werden. Der Krankenpfleger ist oft der erste Ansprechpartner des Patienten und spielt die Rolle eines aufmerksamen Beobachters, der Veränderungen der Symptome, der Moral oder des Allgemeinzustands wahrnehmen kann.

Die therapeutische Ausbildung ist ebenfalls ein entscheidender Teil des Berufs. Die Patienten und ihre Angehörigen müssen über die Behandlung, die Nebenwirkungen, die häusliche Pflege und die Warnzeichen informiert werden. Hier kommt der Krankenpfleger ins Spiel, indem er Pädagogik und Empathie einsetzt und den Patienten das nötige Wissen vermittelt, damit sie ihre Genesung selbst in die Hand nehmen können.

Darüber hinaus darf der psychologische Aspekt nicht vernachlässigt werden. Angesichts einer Krebsdiagnose empfinden viele Menschen Angst, Furcht und sogar Hilflosigkeit. Der Krankenpfleger in der Onkologie bietet durch seine Nähe und Verfügbarkeit ein offenes Ohr und emotionale Unterstützung und wird so oft zu einer Stütze für den Patienten und seine Familie.

Innerhalb des medizinischen Teams übernimmt der Krankenpfleger die Rolle eines Koordinators. Er stellt die Verbindung zwischen Ärzten, Apothekern, anderen Gesundheitsfachkräften und dem Patienten her. Mit seinem Fachwissen und seiner Erfahrung sorgt er dafür, dass der Pflegeprozess zusammenhält und effizient ist.

Schließlich erfordert der Beruf des Krankenpflegers aufgrund der ständigen Fortschritte bei den onkologischen Behandlungen eine regelmäßige Aktualisierung der Kenntnisse. Ob durch Fortbildungen, Seminare oder den Austausch mit Experten, der Krankenpfleger in der Onkologie ist in einem ständigen Lernprozess engagiert, um die bestmögliche Pflege zu bieten.

Der Onkologiepfleger ist mehr als nur der Ausführer ärztlicher Anweisungen. Er ist ein wichtiger Akteur im Behandlungsverlauf, ein Verbündeter des Patienten, ein Koordinator des medizinischen Teams und ein Botschafter für Innovationen in der Onkologiepflege. Seine Präsenz und sein Engagement sind ein großer Vorteil im Kampf gegen den Krebs.

Unterschiede und Gemeinsamkeiten zwischen Onkologie und anderen Fachgebieten

Die Onkologie, die sich mit der Vorbeugung, Diagnose, Behandlung und Erforschung von Krebserkrankungen befasst, unterscheidet sich von anderen medizinischen Fachgebieten und teilt auch einige Merkmale mit ihnen. Im Folgenden werden ihre Unterschiede und Gemeinsamkeiten im Vergleich zu anderen Fachgebieten untersucht:

Unterschiede :
- **Emotionale Komplexität**: Die Onkologie befasst sich mit einer Krankheit, die oft mit Angst, Ungewissheit und in vielen Fällen mit einer ernsten Prognose verbunden ist. Dies kann im Vergleich zu anderen Fachgebieten zu einem höheren Maß an emotionaler Beteiligung führen.
- **Interdisziplinarität**: Während andere Fachgebiete in Teams arbeiten, erfordert die Onkologie eine noch

engere Zusammenarbeit zwischen verschiedenen Gesundheitsberufen - Chirurgen, Radiologen, Pathologen, Schmerztherapeuten, Psychologen und natürlich Krankenpflegern für Onkologie.

- **Schnelle Entwicklungen**: Die Krebsforschung schreitet rasant voran, was bedeutet, dass sich Protokolle und Behandlungsmethoden schnell weiterentwickeln. In anderen Fachgebieten ist diese Dynamik möglicherweise weniger ausgeprägt.
- **Multipathologie**: Bei Onkologiepatienten können mehrere Krankheitsbilder gleichzeitig auftreten, insbesondere aufgrund der Nebenwirkungen der Behandlung.

Ähnlichkeiten :
- **Patientenzentrierter Ansatz**: Wie in anderen Fachgebieten auch, wird in der Onkologie eine patientenzentrierte Versorgung angestrebt, die die Bedürfnisse, Vorlieben und persönlichen Umstände des Patienten berücksichtigt.
- **Forschung und Innovation**: Obwohl die Onkologie in der medizinischen Forschung führend ist, werden auch in anderen Fachgebieten wie der Kardiologie oder der Neurologie wichtige Innovationen durchgeführt.
- **Therapieerziehung**: Wie in der Onkologie wird auch in anderen Bereichen wie der Diabetologie oder der Rheumatologie betont, wie wichtig es ist, die Patienten über ihren Zustand, die verfügbaren Behandlungen und die Präventionsmaßnahmen aufzuklären.
- **Langfristige Nachsorge**: Viele Fachgebiete, insbesondere chronische Krankheiten wie Endokrinologie oder Nephrologie, erfordern eine regelmäßige und langfristige Nachsorge der Patienten, ebenso wie die Onkologie, vor allem im Rahmen der Überwachung nach der Behandlung.

Obwohl die Onkologie aufgrund der komplexen Natur von Krebs einzigartige Merkmale aufweist, teilt sie auch viele gemeinsame Aspekte mit anderen medizinischen Fachgebieten. Diese Gemeinsamkeiten und Unterschiede spiegeln den Reichtum und die Vielfalt der Medizin wider, in der jedes Fachgebiet seine eigene Perspektive und Expertise einbringt, um die Gesundheit und das Wohlbefinden der Patienten zu verbessern.

Kapitel 2:
DIE BIOLOGIE DES KREBSES

Die Krebszelle verstehen

Eine Krebszelle, die in der medizinischen Literatur oft als "bösartige Zelle" bezeichnet wird, ist eine Zelle, die eine Transformation durchlaufen hat, die es ihr ermöglicht, sich unkontrolliert zu vermehren und möglicherweise in andere Gewebe einzudringen. Um diese Transformation zu verstehen, ist es entscheidend zu erforschen, was die Krebszelle von ihrem normalen Gegenstück unterscheidet.

*   Ursprung der Krebszelle :
    *   Alle Krebszellen stammen von einer normalen Zelle ab, die eine Reihe von genetischen Mutationen durchgemacht hat. Diese Mutationen können durch verschiedene Faktoren verursacht werden, z. B. durch Strahlung, bestimmte Chemikalien, Infektionen mit bestimmten Viren oder sogar durch Vererbung.
*   Unkontrollierte Vermehrung :
    *   Im Gegensatz zu normalen Zellen, die einem gut regulierten Lebenszyklus folgen - Geburt, Wachstum, Teilung und Tod - ignorieren Krebszellen die Signale, die diesen Zyklus normalerweise regulieren. Sie teilen sich daher ständig und unkoordiniert.
*   Ausbruch der Apoptose :
    *   Apoptose ist der programmierte Prozess des Zelltods. Krebszellen haben oft Mechanismen entwickelt, um diesem programmierten Tod zu entgehen, was zu ihrer Vermehrung beiträgt.

- Angiogenese :
  - Tumore benötigen Nährstoffe, um zu wachsen. Krebszellen haben die Fähigkeit, die Bildung neuer Blutgefäße anzuregen, um ihre Versorgung mit Sauerstoff und Nährstoffen sicherzustellen, ein Prozess, der als Angiogenese bekannt ist.
- Invasion und Metastasierung :
  - Im Gegensatz zu normalen Zellen, die an ihrem Ursprungsort bleiben, können Krebszellen in benachbartes Gewebe eindringen und über das Blut- oder Lymphsystem in andere Teile des Körpers wandern, wo sie sekundäre Tumore oder Metastasen bilden.
- Veränderung der Mikroumgebung :
  - Krebszellen verändern ihre unmittelbare Umgebung und schaffen so eine Mikroumgebung, die ihr Wachstum und ihre Widerstandsfähigkeit gegen Behandlungen unterstützt.
- Ausbruch aus dem Immunsystem :
  - Normalerweise erkennt unser Immunsystem abnormale Zellen und vernichtet sie. Krebszellen entwickeln jedoch Strategien, um dieser Überwachung zu entgehen, und ermöglichen so ihre Vermehrung.
- Genomische Instabilität :
  - Krebszellen weisen häufig eine genomische Instabilität auf, d. h. sie sammeln schnell neue Mutationen an. Dies kann ihr Wachstum beschleunigen, aber auch dazu führen, dass sie resistenter gegen Behandlungen werden.

Zusammenfassend lässt sich sagen, dass die Krebszelle ein furchterregender Gegner ist, der in seiner Biologie und seiner Fähigkeit, sich weiterzuentwickeln, komplex ist. Mit jeder Entdeckung über ihre Funktionsweise macht die medizinische Wissenschaft jedoch Fortschritte in Richtung gezielterer und wirksamerer Behandlungsmethoden, was die Hoffnung auf eine bessere Krebsbehandlung in der Zukunft weckt.

Die verschiedenen Formen von Krebs

Krebs ist keine einzelne Krankheit, sondern eine Reihe von Krankheiten, die durch das unkontrollierte Wachstum von Zellen gekennzeichnet sind. Diese Zellen können in benachbartes Gewebe eindringen und sich auf andere Teile des Körpers ausbreiten. Krebserkrankungen werden in der Regel nach dem Organ oder der Zellart benannt, in dem bzw. der sie zu wachsen beginnen. Hier ist eine nicht erschöpfende Liste der verschiedenen Krebsformen :

- Krebserkrankungen des Verdauungstrakts:
  - Speiseröhrenkrebs
  - Magenkrebs
  - Krebs des Dickdarms oder Mastdarms (kolorektaler Krebs)
  - Leberkrebs
  - Bauchspeicheldrüsenkrebs
- Krebserkrankungen des Atmungssystems:
  - Lungenkrebs
  - **Brustfellkrebs** (oft in Verbindung mit Asbest)
- Krebserkrankungen des Harnsystems:
  - Blasenkrebs
  - Nierenkrebs
- Krebserkrankungen des Fortpflanzungssystems:
  - Prostatakrebs (bei Männern)
  - Gebärmutterhalskrebs (bei Frauen)
  - Endometriumkarzinom (Gebärmutterkrebs)
  - Eierstockkrebs
  - Hodenkrebs

- Krebserkrankungen des Lymphsystems und des Blutkreislaufs:
    - **Leukämien** (Krebserkrankungen der Blutzellen)
    - **Lymphome** (Krebserkrankungen der Lymphknoten)
    - **Myelom** (Krebs der Plasmazellen im Knochenmark)
- Krebserkrankungen des Nervensystems:
    - **Gliome** (Krebserkrankungen des Gehirns und des Rückenmarks)
- Hautkrebserkrankungen:
    - Basalzellkarzinom und Spinaliom (Nicht-Melanom-Krebs)
    - **Melanom** (ein aggressiverer Krebs, der mit Melanozyten in Verbindung steht)
- Drüsenkrebs:
    - Schilddrüsenkrebs
    - Krebs der Nebennieren
    - Krebs der Nebenschilddrüse
- Brustkrebs:
    - Obwohl Brustkrebs überwiegend bei Frauen diagnostiziert wird, kann er auch bei Männern auftreten.
- Krebserkrankungen des Kopfes und des Halses:
- Dies umfasst verschiedene Arten von Krebs, die sich im Mund, Rachen, Kehlkopf, in den Nasennebenhöhlen und in der Schilddrüse entwickeln.
- Sarkome:
- Dies sind Krebserkrankungen des Weichgewebes (wie Muskeln, Sehnen, Fett) oder der Knochen.
- Pädiatrische Krebserkrankungen:
- Einige Krebsarten sind spezifisch für das Kindesalter, wie das **Neuroblastom, das Retinoblastom** oder das **Ewing-Sarkom**.

Es ist von entscheidender Bedeutung, dass jeder Krebs seine eigenen Merkmale, Behandlungsmethoden und Prognosen hat. Außerdem werden im Zuge des medizinischen Fortschritts regelmäßig neue Krebsunterarten identifiziert und die Behandlungen werden zunehmend zielgerichteter und individueller.

Genetik und Risikofaktoren

Das Verständnis von Krebs hat in den letzten Jahrzehnten enorme Fortschritte gemacht, nicht zuletzt dank der Entdeckung der Schlüsselrolle der Genetik und ihrer Wechselwirkungen mit verschiedenen Risikofaktoren.

1. Die Genetik von Krebs :
  - **Somatische Mutationen**: Diese Mutationen treten nach der Geburt in einer einzelnen Zelle auf und sind in der Regel auf Umweltfaktoren oder Fehler zurückzuführen, die auftreten, wenn die Zelle ihre DNA kopiert, bevor sie sich teilt. Sie werden nicht vererbt oder an Nachkommen weitergegeben.
  - **Keimbahnmutationen**: Diese Mutationen sind von Geburt an vorhanden und befinden sich in jeder Zelle des Körpers. Sie werden von einem Elternteil vererbt und können das Risiko erhöhen, an bestimmten Krebsarten zu erkranken.
2. Gene für die Anfälligkeit für Krebs :
  - Einige Gene erhöhen, wenn sie mutiert sind, das Risiko, an Krebs zu erkranken, erheblich. Die bekanntesten Beispiele sind **BRCA1** und **BRCA2**, die mit einem erhöhten Risiko für Brust- und Eierstockkrebs in Verbindung gebracht werden.
3. Risikofaktoren :
Neben der Genetik gibt es viele Faktoren, die das Krebsrisiko erhöhen können. Sie lassen sich in verschiedene Kategorien einteilen:

- Umwelt- und Verhaltensfaktoren :
  - **Rauchen**: Hauptrisikofaktor für Lungenkrebs, aber auch für andere Krebsarten.
  - **Alkohol**: Kann das Risiko für verschiedene Krebsarten erhöhen, u. a. Leber-, Mund-, Hals- und Speiseröhrenkrebs.
  - **Sonnenexposition und UV-Strahlung**: Hauptverantwortlich für Hautkrebs.
  - **Ernährung**: Eine unausgewogene Ernährung kann das Risiko für bestimmte Krebsarten erhöhen, während eine Ernährung, die reich an Obst und Gemüse ist, eine schützende Wirkung haben kann.
- **Infektiöse Faktoren**: Einige Krankheitserreger können das Krebsrisiko erhöhen.
  - **Humanes Papillomavirus (HPV)**: Wird mit Gebärmutterhalskrebs in Verbindung gebracht.
  - **Hepatitis B- und C-Viren**: Mit Leberkrebs assoziiert.
  - **Helicobacter pylori**: Kann das Risiko von Magenkrebs erhöhen.
- Hormonelle und physiologische Faktoren :
  - Ein hormonelles Ungleichgewicht oder eine längere Exposition gegenüber bestimmten Hormonen kann das Risiko für bestimmte Krebsarten wie Brust- oder Prostatakrebs erhöhen.
- Berufs- und Umweltfaktoren :
  - Berufliche Expositionen gegenüber bestimmten Stoffen wie Asbest oder bestimmten Farben können das Risiko spezifischer Krebserkrankungen erhöhen.
  - Die Luftverschmutzung wurde auch mit einem erhöhten Risiko für bestimmte Krebsarten in Verbindung gebracht.

- Vorerkrankungen und Medikamente :
    - Bestimmte Vorerkrankungen oder medizinische Behandlungen können das Risiko, an Krebs zu erkranken, erhöhen.

Die Genetik spielt eine entscheidende Rolle bei der Anfälligkeit für Krebs, aber die Interaktion zwischen der Genetik und verschiedenen Risikofaktoren ist komplex. Prävention, indem man die Exposition gegenüber diesen Faktoren erkennt und einschränkt, bleibt ein zentrales Mittel zur Verringerung des Krebsrisikos.

Kapitel 3:
TECHNISCHE ASPEKTE

Die Diagnosewerkzeuge
und Bildgebung in der Onkologie

Einer der bedeutendsten Fortschritte in der Onkologie ist die Entwicklung fortschrittlicher Bildgebungs- und Diagnosetechniken. Diese Werkzeuge ermöglichen nicht nur die Erkennung von Krebs in einem frühen Stadium, sondern auch die Überwachung seines Fortschreitens und die Steuerung der Behandlung.

1. Biopsie :
Dies ist eine der häufigsten Methoden zur Diagnose von Krebs. Sie beinhaltet die Entnahme einer Gewebe- oder Zellprobe, die unter dem Mikroskop untersucht wird. Biopsien können durch eine Operation, eine Nadel oder eine Endoskopie durchgeführt werden.

2. Endoskopie :
Hierbei handelt es sich um eine Technik, bei der ein dünnes, helles Instrument, das Endoskop, verwendet wird, um das Innere des Körpers zu untersuchen. Sie wird häufig eingesetzt, um Krebs im Verdauungssystem, in den Atemwegen und in anderen inneren Organen zu erkennen.

3. Bildgebende Verfahren :
- **Röntgen**: Dies ist eines der ältesten bildgebenden Verfahren. Sie wird häufig verwendet, um Anomalien in der Lunge, den Knochen und anderen Körperteilen zu erkennen.
- **Computertomographie (CT)**: Bei dieser Technik werden Röntgenstrahlen verwendet, um detaillierte Bilder des Körpers aus verschiedenen Winkeln zu erstellen. Sie ist nützlich, um Tumore und Metastasen zu erkennen.

- **Magnetresonanztomografie (MRT)**: Mithilfe eines Magnetfelds und Radiowellen liefert die MRT detaillierte Bilder von Weichteilgewebe, insbesondere von Gehirn, Rückenmark und Gelenken.
- **Positronen-Emissions-Tomographie (PET)**: Sie misst die Stoffwechselaktivität der Zellen und wird häufig in Kombination mit der Computertomographie eingesetzt, um Bereiche mit schnellem Krebswachstum zu lokalisieren.
- **Ultraschall**: Bei dieser Technik werden Schallwellen verwendet, um Bilder aus dem Inneren des Körpers zu erzeugen. Sie wird häufig zur Untersuchung der Leber, der Nieren, der Bauchspeicheldrüse, der Prostata, der Brüste und anderer Organe eingesetzt.
- **Mammografie**: Dies ist eine spezielle Röntgenaufnahme der Brust, die zur Früherkennung von Brustkrebs eingesetzt wird.

4. Laboranalysen :
Bluttests wie der PSA-Test bei Prostatakrebs oder der CA-125-Test bei Eierstockkrebs können bei der Diagnose und Überwachung bestimmter Krebserkrankungen helfen.

5. Genetische Tests :
Diese Tests werden eingesetzt, um Genmutationen zu bestimmen, die das Risiko für bestimmte Krebsarten erhöhen könnten. Sie können auch die Behandlung steuern, indem sie bestimmte Mutationen, die in Tumoren vorkommen, identifizieren.

6. Nuklearmedizin :
Sie verwendet kleine Mengen radioaktiven Materials, um verschiedene Arten von Krebs zu diagnostizieren, zu bewerten und zu behandeln.

7. Funktions- und Stoffwechseltests :
Sie können dabei helfen, die Funktion von Organen zu beurteilen und festzustellen, wie ein Tumor diese Funktion beeinflusst.

Die Wahl der Diagnose- und Bildgebungsinstrumente hängt von der Art des vermuteten Krebses, seiner Lokalisation und anderen Faktoren ab. Mit diesen fortschrittlichen Techniken können Ärzte nicht nur Krebs genauer erkennen und diagnostizieren, sondern auch gezieltere Behandlungen planen und deren Wirksamkeit bewerten.

Behandlungstechniken: Chemotherapie, Strahlentherapie, Immuntherapie

Die Behandlung von Krebs hat sich im Laufe des letzten Jahrhunderts erheblich weiterentwickelt. Unter den therapeutischen Ansätzen sind die Chemotherapie, die Strahlentherapie und die Immuntherapie drei Säulen der onkologischen Behandlung. Jede dieser Modalitäten weist unterschiedliche Wirkungsmechanismen, Indikationen und Nebenwirkungen auf.

1. Chemotherapie :
Bei der Chemotherapie werden Medikamente zusammengefasst, die Krebszellen abtöten oder ihre Vermehrung stoppen. Die Medikamente können oral oder intravenös verabreicht werden.

- **Wirkmechanismus**: Chemotherapeutische Wirkstoffe zielen auf Zellen ab, die sich schnell teilen, was ein charakteristisches Merkmal von Krebszellen ist.
- **Anwendung**: Sie kann allein oder in Kombination mit anderen Behandlungen eingesetzt werden. Sie kann darauf abzielen, die Größe eines Tumors vor einer Operation oder Strahlentherapie zu verringern, einen Krebs zu behandeln, der sich ausgebreitet hat, oder das Risiko eines Rückfalls nach einer Operation zu verringern.
- **Nebenwirkungen**: Da diese Medikamente auch andere Zellen angreifen, die sich schnell teilen (wie

die Zellen im Knochenmark, in den Haarfollikeln und im Magen-Darm-Trakt), können sie Nebenwirkungen wie Haarausfall, Übelkeit, eine Verringerung der Blutzellen und andere Symptome verursachen.

2. Strahlentherapie :

Bei der Strahlentherapie wird hochenergetische Strahlung zur Zerstörung von Krebszellen eingesetzt. Sie kann extern (von einer Maschine abgegeben) oder intern (bei der radioaktive Quellen in der Nähe des Tumors platziert werden) erfolgen.

- **Wirkmechanismus**: Strahlung schädigt die DNA der Zellen, wodurch ihre Teilung und ihr Wachstum verhindert werden.
- **Anwendung**: Die Strahlentherapie wird häufig zusätzlich zur Operation oder Chemotherapie eingesetzt, um lokale Tumore zu behandeln oder um bestimmte Symptome zu lindern.
- **Nebenwirkungen**: Die Haut, das Gewebe und die exponierten Organe können betroffen sein, was zu Rötung, Brennen, Müdigkeit und anderen Symptomen führt.

3. Immuntherapie :

Die Immuntherapie stimuliert oder verändert das Immunsystem, damit es die Krebszellen effektiver angreift. Diese Behandlungen haben die Behandlung bestimmter Krebsarten revolutioniert.

- **Wirkmechanismus**: Sie zielt darauf ab, das Immunsystem "aufzuwecken" oder es zu "lenken", um Tumore gezielt anzugreifen.
- **Verwendung**: Es wird derzeit zur Behandlung zahlreicher Krebsarten eingesetzt, darunter fortgeschrittenes Melanom, bestimmte Krebsarten in der Lunge, der Niere, der Blase und im Kopf- und Halsbereich.

- **Nebenwirkungen**: Sie unterscheiden sich von denen der Chemo- und Strahlentherapie und können Autoimmunreaktionen umfassen, bei denen das Immunsystem fälschlicherweise gesunde Organe oder Gewebe angreift.

Die Wahl der Behandlung hängt von der Art und dem Stadium des Krebses sowie vom allgemeinen Gesundheitszustand des Patienten ab. Der multidisziplinäre Ansatz, bei dem diese Techniken entsprechend den spezifischen Bedürfnissen jedes einzelnen Patienten kombiniert werden, soll die Wirksamkeit der Behandlung maximieren und gleichzeitig die Nebenwirkungen minimieren.

Prävention und Sicherheit rund um zytotoxische Medikamente

Zytotoxische Medikamente, die auch als antineoplastische Mittel oder Chemotherapeutika bezeichnet werden, werden zur Behandlung verschiedener Krankheiten, insbesondere Krebs, eingesetzt. Aufgrund ihres Wirkungsmechanismus auf Zellen stellen sie nicht nur für die Patienten, sondern auch für das Gesundheitspersonal, das mit ihnen umgeht, ein Risiko dar. Die Gewährleistung der Sicherheit im Umgang mit diesen Medikamenten ist daher von größter Bedeutung.

1. Risiken im Zusammenhang mit zytotoxischen Medikamenten :
    Zytotoxische Medikamente können gesunde Zellen beeinflussen und verursachen :
- Direkte Toxizität für Zellen, Gewebe oder Organe.
- Mutagene, teratogene oder karzinogene Wirkungen.
- Allergische Reaktionen.

Gesundheitspersonal, das diesen Medikamenten ausgesetzt ist, kann daher gefährdet sein, :
- Haut- oder Schleimhautexposition.
- Inhalation von Partikeln.
- Versehentliche Verschlucken.

2. Präventionsmaßnahmen :
- **Schulung des Personals:** Alle, die mit zytotoxischen Arzneimitteln umgehen oder diese verabreichen, müssen angemessen über die Risiken und sicheren Verfahren geschult werden.
- **Persönliche Schutzausrüstung (PSA): Dazu gehören** Nitrilhandschuhe, undurchlässige langärmelige Kittel, Masken und Schutzbrillen.
- **Aseptische Techniken:** Bei der Zubereitung, Handhabung und Verabreichung von zytotoxischen Arzneimitteln müssen unbedingt aseptische Techniken angewendet werden.
- **Verwendung von sicheren Geräten:** Dazu gehören Laminar-Flow-Hauben, Biosicherheitsschränke und geschlossene Systeme für den Medikamententransfer.

3. Abfallwirtschaft :
- Der mit diesen Arzneimitteln verbundene Abfall, einschließlich der verwendeten PSA, muss als gefährlicher Abfall behandelt werden.
- Sie sollten in spezielle, deutlich gekennzeichnete Behälter gegeben und gemäß den örtlichen Vorschriften entsorgt werden.

4. Protokolle für den Fall einer unbeabsichtigten Exposition :

Es ist wichtig, über klar festgelegte Protokolle zu verfügen, um eine versehentliche Exposition schnell und effektiv zu behandeln. Dazu gehören:
- Sofortiges Waschen des exponierten Bereichs.
- Meldung des Vorfalls an die Schulleitung.
- Angemessene medizinische Betreuung.

5. Sensibilisierung der Patienten :

Die Patienten sollten auch über die Vorsichtsmaßnahmen informiert werden, die nach der Einnahme von zytotoxischen Medikamenten zu Hause zu treffen sind, insbesondere in Bezug auf die Entsorgung von Körperausscheidungen und den Umgang mit Bettwäsche und Kleidung.

Die Gewährleistung der Sicherheit rund um zytotoxische Arzneimittel ist eine gemeinsame Verantwortung von Herstellern, Apotheken, Gesundheitseinrichtungen, medizinischem Fachpersonal und Patienten. Angemessene Schulungen, ständiges Bewusstsein und strenge Protokolle sind entscheidend, um die mit diesen starken Medikamenten verbundenen Risiken zu minimieren.

Kapitel 4:
DIE ROLLE DES KRANKENPFLEGERS

Ersteinschätzung des Patienten

Die Erstbeurteilung eines Patienten mit Krebsverdacht oder einer neu diagnostizierten Krebserkrankung ist ein entscheidender Schritt im Behandlungsverlauf der Onkologie. In dieser Phase werden wichtige Daten gesammelt, die für die Diagnose, die Prognose und den Behandlungsplan richtungsweisend sind.

1. Anamnese :
   - **Krankengeschichte**: Es ist wichtig, Informationen über die Krankengeschichte des Patienten zu sammeln, einschließlich früherer Krankheiten, chirurgischer Eingriffe und medikamentöser Behandlungen.
   - **Krebsgeschichte**: Einzelheiten über das Auftreten der Symptome, ihre Dauer, ihren Verlauf und etwaige Vorbehandlungen.
   - **Familienanamnese**: Suche nach Krebsfällen in der Familie, die auf eine genetische Veranlagung hindeuten könnten.
   - **Lebensgewohnheiten**: Rauchen, Alkoholkonsum, Ernährung, körperliche Aktivität, Exposition gegenüber berufsbedingten oder umweltbedingten Karzinogenen.
2. Körperliche Untersuchung :
   - **Allgemeine Untersuchung**: Beurteilung des allgemeinen Zustands des Patienten, seines Body-Mass-Index, seines Energieniveaus usw.
   - **Gezielte Untersuchung**: Konzentration auf bestimmte Systeme oder Organe, in denen der Patient Symptome oder Anzeichen zeigt, oder wo Krebs vermutet wird.

3. Diagnostische Bewertungen :
  - **Bildgebung**: Röntgenaufnahmen, Ultraschall, MRT, PET-Scan, CT-Scan usw. Diese Hilfsmittel können helfen, den Tumor zu lokalisieren, seine Größe zu bestimmen und zu sehen, ob er sich ausgebreitet hat.
  - **Biopsien**: Entnahme von Gewebeproben zur mikroskopischen Untersuchung, um das Vorhandensein von Krebszellen zu bestätigen.
  - **Bluttests**: Um die Funktion von Organen zu beurteilen, mögliche Metastasen oder Tumormarker zu erkennen.
4. Psychosoziale Bewertung :
  - **Emotionaler Zustand**: Suche nach Anzeichen von Not, Angst oder Depression.
  - **Soziale Unterstützung**: Verstehen Sie das Unterstützungsnetzwerk des Patienten - Familie, Freunde, Selbsthilfegruppen.
  - **Finanzielle und berufliche Einschätzungen**: Verstehen Sie die Bedenken des Patienten in Bezug auf die Kosten der Behandlung, Versicherung, Auswirkungen auf die Arbeit usw.
5. Funktionelle Bewertung :
  - **Performance Status**: Bewertung des Aktivitätsniveaus des Patienten und seiner Fähigkeit, tägliche Aktivitäten auszuführen. Skalen wie die der ECOG (Eastern Cooperative Oncology Group) oder die Karnofsky-Skala werden häufig verwendet.
  - **Andere Funktionen**: Beurteilung der Schluckfähigkeit, der Atemfunktion, der Mobilität usw., je nach Lokalisation des Krebses.
6. Spezialisierte Konsultationen :

   Je nach Art und Ort des Krebses können Konsultationen mit Spezialisten wie Chirurgen, Radiologen, Genetikern, Ernährungswissenschaftlern usw. erforderlich sein.

Die onkologische Ersteinschätzung des Patienten ist ein umfassender und mehrdimensionaler Prozess, der ein strukturiertes und koordiniertes Vorgehen erfordert. Sie liefert die wesentlichen Informationen, um einen individuellen Behandlungsplan zu erstellen und die Krebserkrankung ganzheitlich anzugehen, indem nicht nur der Tumor selbst, sondern die gesamte Person berücksichtigt wird.

Verwaltung von Behandlungen

Die Verabreichung von Therapien in der Onkologie erfordert spezifisches Fachwissen. Jede Behandlungsmodalität hat ihre eigenen Richtlinien, Techniken und Vorsichtsmaßnahmen, so dass die Rolle des Krankenpflegers in der Onkologie für die Sicherheit und Wirksamkeit der Behandlung von entscheidender Bedeutung ist.

1. Chemotherapie :
   - Vorbereitung :
     - Überprüfung von medizinischen Bestellungen.
     - Vorbereitung in einem Abzug mit laminarer Strömung, um eine sterile Umgebung zu gewährleisten.
     - Verwendung geeigneter persönlicher Schutzausrüstung (PSA).
   - Verabreichungswege :
     - Intravenös (IV): über einen Katheter oder einen Port-a-cath.
     - Oral: in Pillenform oder in flüssiger Form.
     - Topisch: direkt auf die Haut aufgetragen.
     - Intrathekal: direkt in die Rückenmarksflüssigkeit.
   - Überwachung während der Verabreichung :
     - Überwachung der Vitalzeichen.

- Suche nach Anzeichen für allergische Reaktionen oder andere Nebenwirkungen.
- Aufklärung des Patienten darüber, was er während und nach der Verabreichung zu erwarten hat.

2. Strahlentherapie :
  - Vorbereitung :
    - Ersteinschätzung zur Bestimmung des Behandlungsbereichs.
    - Markierung oder Tätowierung des zu behandelnden Bereichs, um die Genauigkeit zu gewährleisten.
  - Während der Behandlung :
    - Genaue Positionierung des Patienten.
    - Schutz des umliegenden gesunden Gewebes.
    - Kontinuierliche Überwachung während der Strahlenexposition.
  - Tipps zur Nachbearbeitung :
    - Pflege der Haut in dem behandelten Bereich.
    - Überwachung von Nebenwirkungen wie Müdigkeit.

3. Immuntherapie :
  - Vorbereitung :
    - Überprüfung von medizinischen Bestellungen.
    - Verabreichung häufig intravenös.
  - Überwachung während der Verabreichung :
    - Überwachung immunologischer Reaktionen.
    - Aufklärung des Patienten über mögliche Nebenwirkungen.

4. Gezielte Therapien :
  - Vorbereitung und Verwaltung :
    - Werden oft oral oder intravenös verabreicht.
    - Spezifische Dosierung je nach Art des Medikaments und des Patienten.
  - Überwachung :
    - Verfolgung der arzneimittelspezifischen Nebenwirkungen.

- Mögliche Anpassungen der Dosierung je nach Verträglichkeit des Patienten.

5. Patientenaufklärung :
  - Vor der Behandlung :
    - Informationen über den Prozess und was zu erwarten ist.
    - Diskussion über mögliche Nebenwirkungen.
  - Nach der Behandlung :
    - Ratschläge zum Umgang mit Nebenwirkungen.
    - Ermutigung zur Kommunikation über Symptome und Anliegen.

6. Besondere Erwägungen :
  - Schutz der Mitarbeiter :
    - Angemessene Verwendung der PSA.
    - Sichere Handhabung von Medikamenten und Geräten.
  - Patientenschutz :
    - Sicherstellen, dass die Medikamente dem richtigen Patienten in der richtigen Dosierung, auf dem richtigen Weg und zur richtigen Zeit verabreicht werden.
    - Kontinuierliche Bewertung des Patienten, um mögliche Komplikationen zu erkennen.

Die Verabreichung von Therapien in der Onkologie ist komplex und erfordert ein besonderes Augenmerk auf Genauigkeit, Sicherheit und Überwachung. Krankenpfleger in der Onkologie spielen eine zentrale Rolle, um sicherzustellen, dass die Patienten eine Pflege von höchster Qualität erhalten und gleichzeitig die mit der Behandlung verbundenen Risiken minimiert werden.

Umgang mit Nebenwirkungen

Die Erfahrungen, die jeder Patient mit Krebs und seiner Behandlung macht, sind einzigartig. Die Behandlung von

Nebenwirkungen ist ein entscheidender Bestandteil der Onkologiepflege, um die Lebensqualität des Patienten zu verbessern und eine sichere Verabreichung der Behandlungen zu gewährleisten. Krankenpfleger stehen oft an vorderster Front, wenn es darum geht, aufzuklären, zu überwachen und einzugreifen, wenn diese Nebenwirkungen auftreten.

1. Nebenwirkungen der Chemotherapie :
   * Übelkeit und Erbrechen :
      * Verschreibung von Antiemetika.
      * Ernährungstipps: Leichte Mahlzeiten, fettige oder scharfe Speisen vermeiden.
   * Myelosuppression :
      * Überwachung des Blutbildes.
      * Vorsichtsmaßnahmen zur Vermeidung von Infektionen.
      * Verabreichung von Wachstumsfaktoren, falls erforderlich
   * Alopezie (Haarausfall) :
      * Tipps zur Verwendung von Tüchern, Mützen oder Perücken.
      * Versichern Sie dem Patienten, dass es sich um einen vorübergehenden Verlust handelt.
   * Mukositis (Entzündung des Mundes) :
      * Ermutigung zu einer guten Mundhygiene.
      * Verwendung von beruhigenden Mundspülungen.
      * Tipps zur Vermeidung von reizenden Lebensmitteln.
2. Nebenwirkungen der Strahlentherapie :
   * Hautreaktionen :
      * Verwendung von Feuchtigkeitscremes empfohlen.
      * Vermeiden Sie Sonneneinstrahlung.
      * Enge Kleidung vermeiden.
   * Müdigkeit :
      * Ermutigung zur Ruhe.

- Planung von Aktivitäten zu Tageszeiten, an denen die Energie am größten ist.
- Verdauungsbeschwerden :
  - Ernährungstipps: Häufig kleine Mahlzeiten essen.
  - Verabreichung von Mitteln gegen Übelkeit, falls erforderlich.

3. Nebenwirkungen der Immuntherapie :
  - Autoimmunreaktionen :
    - Überwachung von Symptomen wie Durchfall, Hautausschlag oder Gelenkschmerzen.
    - Verabreichung von immunsuppressiven Medikamenten bei Bedarf.
  - Grippeähnliche Symptome :
    - Verabreichung von fiebersenkenden und schmerzstillenden Mitteln.
    - Ermutigung, viel Flüssigkeit zu trinken

4. Psychologische Verwaltung :
  - Angst und Depression :
    - Zuhören und emotionale Unterstützung
    - Überweisung an einen Psychologen oder Psychiater, falls erforderlich.
    - Selbsthilfegruppen und ergänzende Therapien.
  - Beeinträchtigung des Körperbildes :
    - Dem Patienten helfen, seine Gefühle auszudrücken.
    - Stellen Sie Ressourcen zur Verfügung, um mit physischen Veränderungen umzugehen.

5. Umgang mit Schmerzen :
  - Regelmäßige Schmerzbewertung :
    - Verwendung von Bewertungsskalen.
    - Verabreichung von Schmerzmitteln nach Vorschrift.
  - Nicht-medikamentöse Techniken :
    - Entspannung, Meditation und Atemtechniken.
    - Physikalische Therapien wie Massage oder Akupunktur.

Die Nebenwirkungen von Onkologiebehandlungen können von Patient zu Patient sehr unterschiedlich sein. Ein effektives Management erfordert einen individuellen Ansatz, eine proaktive Aufklärung und ein schnelles Eingreifen, wenn Symptome auftreten. Der Krankenpfleger spielt dabei eine zentrale Rolle, indem er den Patienten während des gesamten Behandlungsverlaufs sowohl als Erzieher als auch als Fürsprecher und Unterstützer zur Seite steht.

Psychologische und relationale Unterstützung

Die Reise eines Krebspatienten ist mit physiologischen wie auch psychologischen Herausforderungen gespickt. Das Pflegepersonal, insbesondere Krankenpfleger, spielt eine Schlüsselrolle bei der emotionalen und zwischenmenschlichen Unterstützung, die ebenso wichtig ist wie die medizinische Versorgung selbst. Die menschliche Dimension der Onkologie zeigt sich in der Komplexität der Beziehungen zwischen Pflegekräften und Pflegebedürftigen und im Aufbau von Unterstützungsnetzen.

1. Die Bedeutung von Kommunikation :
   * Aktives Zuhören :
       * Sich für die Anliegen des Patienten empfänglich zeigen.
       * Validieren Sie die Gefühle und Emotionen des Patienten, ohne zu urteilen.
   * Therapeutische Kommunikationstechniken :
       * Stellen Sie offene Fragen.
       * Zusammenfassen und umformulieren, um ein gutes Verständnis zu gewährleisten.
       * Verwenden Sie ggf. Berührungen, um eine Verbindung herzustellen.

2. Psychologische Bewertung :
  - Erkennen von Notzeichen :
    - Symptome von Angst, Depression oder Isolation.
    - Veränderungen des Verhaltens oder der Stimmung.
  - Verwendung von Bewertungsinstrumenten :
    - Schmerzskalen, Fragebögen zur Lebensqualität.
3. Interventionen zur psychologischen Unterstützung :
  - Orientierung an Fachleuten :
    - Psychologen, Psychiater, Sozialarbeiter.
    - Selbsthilfegruppen für Krebspatienten.
  - Komplementäre Therapien :
    - Kunsttherapie, Musiktherapie.
    - Meditation, Entspannung, Atemtechniken.
4. Begleitung in den entscheidenden Phasen :
  - Bekanntgabe der Diagnose :
    - Stützen Sie den Patienten im anfänglichen Schock.
    - Stellen Sie klare und angemessene Informationen bereit.
  - Während der Behandlungen :
    - Helfen Sie, mit der Ungewissheit und Angst vor Nebenwirkungen umzugehen.
    - Erstellen Sie Pflegepläne, die psychologische Bedürfnisse beinhalten.
  - In der Remissionsphase oder am Ende des Lebens :
    - Fördern Sie die Diskussion über Sorgen und Hoffnungen.
    - Gespräche über Patientenverfügungen und Wünsche am Lebensende erleichtern.
5. Die Beziehung zur Familie :
  - Die Familie in die Diskussionen einbeziehen :
    - Ihre unterstützende Rolle anerkennen.
    - Darüber aufklären, was zu erwarten ist und wie man helfen kann.
  - Selbsthilfegruppen für Angehörige :

- Orte, an denen sie ihre eigenen Ängste und Sorgen zum Ausdruck bringen können.

6. Unterstützung des Pflegeteams :
  - Burnout erkennen :
    - Förderung des Wohlbefindens am Arbeitsplatz.
    - Ermutigen Sie zu Momenten der Entlastung.
  - Supervisionen und Gesprächsgruppen :
    - Räume, in denen Pflegende schwierige Fälle besprechen können.
    - Erfahrungen austauschen und Ratschläge von Kolleginnen und Kollegen einholen.

Krebs beeinträchtigt nicht nur den Körper, sondern auch die Seele. Die psychologische und beziehungsorientierte Unterstützung ist ein unverzichtbarer Aspekt der Onkologiepflege. Es ist ein schwieriger Tanz zwischen dem Anbieten eines Raums zum Ausdrücken, dem aktiven Zuhören und der Weiterleitung an geeignete Interventionen. In diesem Tanz steht der Krankenpfleger oft an vorderster Front und bietet Wärme, Mitgefühl und Kompetenz auf jeder Stufe des Weges.

Kapitel 5:
UMGANG MIT KOMPLIKATIONEN

Neutropenie und das Infektionsrisiko

Neutropenie, die durch eine verringerte Anzahl von Neutrophilen (eine Art weißer Blutkörperchen) im Blut gekennzeichnet ist, ist eine häufige Komplikation bei Patienten, die sich einer onkologischen Behandlung unterziehen. Dieser Zustand setzt den Patienten einem erhöhten Risiko für potenziell schwerwiegende Infektionen aus. Die Rolle des Krankenpflegers ist daher entscheidend für die Aufklärung, Überwachung und das schnelle Eingreifen bei Anzeichen einer Infektion.

1. Neutropenie verstehen :
   • Neutrophile und ihre Rolle :
      • Hauptakteure der Immunantwort gegen bakterielle Infektionen.
      • Zerstören aktiv eindringende Bakterien.
   • Ursachen der Neutropenie in der Onkologie :
      • Nebenwirkungen von Chemotherapie und Strahlentherapie.
      • Knochenmarkserkrankungen wie Leukämie.
2. Erkennen von Anzeichen einer Infektion :
   • Allgemeine Symptome :
      • Fieber, Schüttelfrost.
      • Müdigkeit oder Unwohlsein.
      • Gelenkschmerzen oder -steifheit.
   • Lokalisierte Symptome :
      • Rötung, Hitze oder Schmerzen im Bereich einer Wunde.
      • Husten, Kurzatmigkeit oder Schmerzen in der Brust.
      • Bauchschmerzen, Übelkeit, Erbrechen oder Durchfall.

3. Krankenpflegerische Interventionen :
- Patientenbildung :
    - Anzeichen und Symptome einer Infektion, auf die Sie achten sollten.
    - Hygienemaßnahmen zur Vermeidung von Infektionen.
- Klinische Überwachung :
    - Regelmäßige Temperaturmessung.
    - Überwachung der Vitalzeichen und Symptome einer Infektion.
    - Blutuntersuchungen zur Überwachung der Neutrophilenzahl.
- Interventionen bei Fieber :
    - Verabreichung von Antibiotika gemäß den Protokollen.
    - Proben für Bakterienkulturen.
    - Engmaschige Überwachung auf Anzeichen einer Sepsis.
4. Vorbeugende Maßnahmen :
- Schützende Isolation :
    - Bei schwerer Neutropenie Einrichtung einer Isolierung, um den Patienten vor Infektionen von außen zu schützen.
- Strenge Hygiene :
    - Häufiges Händewaschen, sowohl für die Pflegekraft als auch für den Patienten.
    - Verwendung von Desinfektionsmitteln für Oberflächen.
- Ernährung :
    - Tipps, welche Lebensmittel Sie vermeiden sollten, um das Risiko von Lebensmittelinfektionen zu verringern.
    - Fördern Sie eine ausgewogene Ernährung, um das Immunsystem zu stärken.
- Impfungen:
    - Auffrischung der empfohlenen Impfungen, sofern keine Kontraindikationen vorliegen.

5. Psychologische Erwägungen :
- Angst im Zusammenhang mit Neutropenie :
  - Beruhigen Sie den Patienten über die Maßnahmen, die zur Vermeidung von Infektionen ergriffen wurden.
  - Psychologische Unterstützung angesichts der Angst vor einer Infektion anbieten.
- Bildung zur Selbstüberwachung :
  - Den Patienten ermutigen, selbst Akteur seiner Gesundheit zu sein, indem er selbst auf Anzeichen einer Infektion achtet.

Neutropenie ist eine Herausforderung bei der Betreuung von onkologischen Patienten. Der Krankenpfleger befindet sich an einem Scheideweg zwischen Aufklärung, Überwachung und Intervention. Durch ein effektives und proaktives Neutropeniemanagement können Komplikationen minimiert und dem Patienten eine optimale Lebensqualität geboten werden. Der Schlüssel liegt in der Antizipation, der Reaktionsfähigkeit und der engen Zusammenarbeit zwischen dem Patienten und dem Pflegeteam.

Stoffwechselstörungen

Stoffwechselstörungen beziehen sich auf Anomalien in den biochemischen Prozessen des Körpers, die sich auf die Umwandlung und Nutzung von Nährstoffen auswirken. Im Zusammenhang mit der Onkologie können diese Ungleichgewichte aufgrund des Tumors selbst, der Krebsbehandlungen oder als Komorbidität auftreten. Der Krankenpfleger spielt eine entscheidende Rolle bei der Erkennung, dem Management und der Aufklärung der Patienten über diese Störungen.

1. Einführung in Stoffwechselstörungen :
    - Definition und Bedeutung :
    - Die grundlegenden Mechanismen des Stoffwechsels.
    - Wie Krebs und seine Behandlung diese Prozesse stören können.
2. Häufige Stoffwechselstörungen in der Onkologie :
    - Maligne Hyperkalzämie :
        - Übermäßige Freisetzung von Kalzium im Blut aufgrund bestimmter Tumore.
        - Symptome: Starker Durst, häufiges Wasserlassen, Verstopfung, Müdigkeit, Verwirrung.
    - Tumorlyse-Syndrom :
        - Rasche Zerstörung der Tumorzellen, wodurch eine große Menge an Substanzen in den Blutkreislauf freigesetzt wird.
        - Assoziierte Risiken: Nierenversagen, Herzrhythmusstörungen, Krampfanfälle.
    - Störungen des Kohlenhydratstoffwechsels :
        - Krebserkrankungen, die die Fähigkeit des Körpers, Glukose zu verwerten, beeinträchtigen können, was zu Erkrankungen wie Diabetes führt.
3. Diagnose und Überwachung :
    - Bluttests :
        - Regelmäßige Überwachung der Elektrolyt-, Glukose- und Harnsäurespiegel.
        - Anomalien schnell erkennen, um Komplikationen zu vermeiden.
    - Klinische Bewertung :
        - Erkennen von Symptomen, die auf eine Stoffwechselstörung hindeuten.
        - Gewährleistung einer kontinuierlichen Überwachung des Patienten

4. Betreuung und Krankenpflegerinterventionen :
- Feuchtigkeitsversorgung :
    - Fördert die Ausscheidung von überschüssigen Stoffen.
    - Kann je nach Schweregrad der Störung eine intravenöse Infusion erfordern.
- Medikamente :
    - Verabreichung von Mitteln zum Ausgleich des Elektrolythaushalts.
    - Zum Beispiel Bisphosphonate bei Hyperkalzämie.
- Patientenbildung :
    - Informieren Sie über die Anzeichen und Symptome, auf die Sie achten sollten.
    - Bedeutung der regelmäßigen Überwachung und der medizinischen Betreuung

5. Prävention und praktische Tipps :
- Diät :
    - Spezifische Ernährungsempfehlungen, z. B. Einschränkung kalziumreicher Lebensmittel bei Hyperkalzämie.
- Adhärenz an die Behandlung :
    - Wichtigkeit der Einhaltung von Medikamentenverordnungen, um Ungleichgewichte zu vermeiden.
- Körperliche Aktivität :
    - Stimuliert den Stoffwechsel und trägt zur Regulierung vieler Körperprozesse bei.

Stoffwechselstörungen sind ernsthafte potenzielle Komplikationen in der Onkologie. Durch sorgfältige Überwachung, Aufklärung und rasches Eingreifen spielt der Krankenpfleger eine zentrale Rolle bei der Prävention von Komplikationen und bei der Behandlung betroffener Patienten. Durch die enge Zusammenarbeit mit dem übrigen medizinischen Team stellt der Krankenpfleger sicher, dass der Patient die bestmögliche Versorgung erhält, um diese metabolischen Herausforderungen zu bewältigen.

Schmerzen in der Onkologie

Schmerzen sind eine der größten Sorgen von Krebspatienten. Sie können durch den Tumor selbst, die Krebsbehandlung oder andere Begleiterkrankungen verursacht werden. Im Rahmen der onkologischen Betreuung ist es von entscheidender Bedeutung, Schmerzen zu erkennen, zu bewerten und wirksam zu behandeln. Der Krankenpfleger, der im Mittelpunkt der Patientenversorgung steht, spielt dabei eine zentrale Rolle.

1. Schmerz in der Onkologie verstehen :
   * Arten von Schmerzen :
      * Nozizeptiver Schmerz: wird durch Gewebeschäden verursacht (z. B. wenn ein Tumor gegen Organe oder Knochen drückt).
      * Neuropathischer Schmerz: durch eine Schädigung oder Dysfunktion des Nervensystems verursacht.
      * Mischschmerz: Kombination der beiden vorhergehenden Schmerzen
   * Faktoren, die den Schmerz beeinflussen :
      * Standort und Art des Krebses.
      * Stadium der Krankheit.
      * Aktuelle oder frühere Behandlungen.
2. Bewertung von Schmerzen :
   * Bewertungsskalen :
      * Visuelle Analogskalen, numerische Skalen, beschreibende Skalen.
      * Bedeutung der Regelmäßigkeit der Beurteilung für eine angemessene Behandlung.

- Schmerzanamnese :
  - Lokalisation, Merkmale, Dauer, auslösende oder lindernde Faktoren.
3. Krankenpflegerische Interventionen und Betreuung :
  - Medikamente :
    - Analgetika: von Paracetamol bis zu Opioiden, je nach Schweregrad der Schmerzen.
    - Koadjuvante Medikamente: zur Behandlung neuropathischer Schmerzen oder zur Steigerung der Wirksamkeit von Analgetika.
  - Nicht-medikamentöse Therapien :
    - Entspannungstechniken, Meditation.
    - Massagen, Physiotherapie.
    - Akupunktur.
  - Patientenbildung :
    - Informationen über Schmerzen und deren Behandlung
    - Ermutigen Sie den Patienten, seine Schmerzen auszudrücken und sich aktiv an der Bewältigung zu beteiligen.
4. Umgang mit Nebenwirkungen von Schmerztherapien :
  - Auswirkungen von Opioiden :
    - Verstopfung, Übelkeit, Schläfrigkeit, Atemdepression.
    - Bedeutung der Prävention und einer angemessenen Behandlung.
  - Überwachung von Toleranz und Abhängigkeit :
    - Regelmäßige Anpassung der Dosis.
    - Beurteilung der Notwendigkeit eines Opioidentzugs oder einer Opioidrotation.
5. Psychologische Aspekte des Schmerzes :
  - Emotionale Auswirkungen :
    - Schmerzen können zu Stress, Angst und Depressionen führen.
    - Bedeutung der psychologischen Unterstützung.

- Kommunikation :
  - Schaffen Sie eine Umgebung, in der sich der Patient sicher fühlt, um über seine Schmerzen zu sprechen.
  - Arbeiten Sie eng mit einem multidisziplinären Team zusammen: Onkologen, Psychologen, Schmerzspezialisten.

Schmerzen in der Onkologie sind eine ständige und multidimensionale Herausforderung. Eine ganzheitliche Behandlung, die physiologische, emotionale und soziale Aspekte berücksichtigt, ist von größter Bedeutung. Der Krankenpfleger ist aufgrund seiner Nähe zum Patienten in einer idealen Position, um den Patienten zu beurteilen, zu behandeln und über seine Schmerzen aufzuklären, wobei er mit allen an der Versorgung beteiligten Gesundheitsfachkräften zusammenarbeitet.

Komplikationen spezifische Behandlungen

Der Kampf gegen den Krebs beruht auf einer Vielzahl von Behandlungsmethoden, die zwar wirksam sind, aber auch zu manchmal schweren Komplikationen führen können. Der Krankenpfleger in der Onkologie muss in der Lage sein, diese Komplikationen frühzeitig zu erkennen, einzugreifen, wenn dies möglich ist, und an die entsprechenden Spezialisten zu verweisen. Sie ist auch der Garant für die therapeutische Erziehung des Patienten, indem sie ihn über Risiken und Warnzeichen aufklärt.

1. Chemotherapie :
- Mucosites :
  - Entzündung und Geschwürbildung der Schleimhäute, insbesondere der oralen.

- Ratschläge zur Mundhygiene, weiche Diät, Schmerzbewältigung
- Periphere Neuropathien :
  - Sensitive, motorische oder autonome Störungen.
  - Überwachung, Vorbeugung (z. B. Vermeidung von Kälte) und angemessene Medikation.
- Myelosuppression :
  - Verminderte Produktion von Blutzellen.
  - Infektionsrisiko, Anämie, Blutungen.

2. Strahlentherapie :
- Hautreaktionen :
  - Erythem, Abschuppung, Brennen.
  - Lokale Pflege, Feuchtigkeitscremes, UV-Schutz.
- Müdigkeit :
  - Akkumulativ, bleibt manchmal nach der Behandlung bestehen.
  - Ratschläge zur Gestaltung des Alltags, Anregung zu angepasster körperlicher Aktivität.
- Schluckstörungen (bei zervikaler Bestrahlung) :
  - Schmerzen, falsches Essen.
  - Angepasste Ernährung, Körperhaltung, ggf. Krankengymnastik.

3. Immuntherapie :
- Autoimmunreaktionen :
  - Beeinträchtigungen der Haut, des Verdauungstrakts, der Atemwege usw.
  - Überwachung der Anzeichen, ggf. immunsuppressive Behandlungen.
- Zytokin-Release-Syndrom :
  - Fieber, Müdigkeit, Herzbeschwerden.
  - Krankenhausaufenthalt, medikamentöse Behandlung.

4. Hormontherapie :
- Stimmungsschwankungen :
    - Depressionen, Reizbarkeit.
    - Psychologische Unterstützung, ggf. angepasste Behandlung
- Hitzewallungen :
    - Besonders bei antiöstrogenen Behandlungen.
    - Ratschläge zur Anpassung, symptomatische Behandlungen.
- Osteoporose :
    - Knochenbrüchigkeit.
    - Kalzium- und Vitamin-D-Ergänzung, Bisphosphonate.
5. Gezielte Therapien :
- Hauttoxizität :
    - Ausschlag, Trockenheit, Juckreiz.
    - Dermatologische Pflege, Dosisanpassung.
- Leberbeschwerden :
    - Anstieg der Leberenzyme, Hepatitis.
    - Biologische Überwachung, symptomatische Behandlung

Die Palette der onkologischen Behandlungen ist groß und die möglichen Komplikationen sind zahlreich. Der Krankenpfleger, der an vorderster Front steht, muss diese Komplikationen kennen, um wirksam handeln und aufklären zu können. Eine interdisziplinäre Betreuung, verbunden mit ständiger Wachsamkeit, ermöglicht es, den Komfort und die Sicherheit des Patienten während des gesamten Behandlungsverlaufs zu optimieren.

Kapitel 6:
DAS ENDE DES LEBENS
UND PALLIATIVMEDIZIN

Ganzheitlicher Ansatz für den Patienten im Endstadium

Die Betreuung eines Patienten im Endstadium ist eine der heikelsten, aber auch eine der wesentlichsten Herausforderungen im Bereich der Onkologie. Über die körperlichen Symptome hinaus steht die gesamte Person - ihre Emotionen, Überzeugungen, Beziehungen und Bedürfnisse - im Mittelpunkt. Der ganzheitliche Ansatz versucht, all diese Aspekte zu umfassen, und erkennt an, dass jeder Patient einzigartig ist und dass auch seine Erfahrungen mit der Krankheit und dem Lebensende einzigartig sind.

In diesem Zusammenhang geht es nicht mehr nur um Heilung, sondern um Lebensqualität, Würde und Komfort. Jede Geste, jedes Wort, jede Entscheidung muss von Respekt, Einfühlungsvermögen und Wohlwollen geprägt sein. Der Krankenpfleger spielt hier eine zentrale Rolle und ist oft der erste Ansprechpartner, der beobachtet, beruhigt und begleitet.

Der allgegenwärtige Schmerz ist nicht nur körperlich. Er ist auch emotional, psychologisch und sogar spirituell. Er erinnert an Angst, Verlust und vorweggenommene Trauer. Die Bewältigung dieses Schmerzes ist multidimensional: von Schmerzmitteln über ergänzende Therapien bis hin zu psychologischer und spiritueller Unterstützung.

Auch die sozialen und beziehungsbezogenen Bedürfnisse der Patienten werden nicht vernachlässigt. Die Familie, die

Angehörigen, sie alle sind von der Annäherung des Patienten an das Lebensende tief betroffen. Sie müssen gehört, unterstützt und angeleitet werden. Gespräche über Patientenverfügungen und Wünsche am Lebensende werden behutsam, aber auch klar geführt und ermöglichen es dem Patienten und seiner Familie, sich vorzubereiten, zu verstehen und zu akzeptieren.

Der spirituelle Aspekt, der allzu oft vernachlässigt wird, ist für viele Patienten von entscheidender Bedeutung. Ob religiöse Rituale, Meditation oder einfach nur tiefe Gespräche - es braucht einen Raum für diese existenziellen Fragen, für die Sinnsuche, die oft mit der Endphase des Lebens einhergeht.

Und schließlich der Tod selbst. Dieser intime, für manche heilige Moment muss von Sanftheit und Respekt umgeben sein. Die Umgebung, die Komfortpflege, die diskrete, aber wohlwollende Präsenz des Pflegepersonals - alles trägt dazu bei, dass dieser Moment ein friedlicher Übergang wird.

Der ganzheitliche Ansatz für todkranke Patienten ist mehr als eine Reihe von Maßnahmen oder Protokollen. Es ist eine Philosophie, eine Haltung, die den Patienten und seine Ganzheitlichkeit in den Mittelpunkt stellt und den Reichtum, die Komplexität, aber auch die Zerbrechlichkeit des menschlichen Lebens anerkennt.

Schmerzmanagement in der Endphase

Schmerzen im Endstadium sind eine der größten Sorgen von Pflegekräften und Familien. Er kann allgegenwärtig sein, sich verändern, manchmal schwer fassbar, aber immer gefürchtet. Dieser Schmerz ist nicht einfach nur körperlich, sondern umfasst auch die emotionale, psychologische und spirituelle Dimension. Die ganzheitliche Bewältigung dieses Schmerzes ist von entscheidender Bedeutung, um dem Patienten bis zuletzt Lebensqualität und Würde zu sichern.

Auf **physiologischer** Ebene können Schmerzen durch das Fortschreiten der Krankheit, durch Nebenwirkungen der Behandlung oder durch andere Begleiterkrankungen verursacht werden. Um ihn zu bewerten, ist es entscheidend, geeignete Schmerzskalen zu verwenden und seine Art (nozizeptiv, neuropathisch), Intensität und Lokalisation zu verstehen. Schmerzmittel, von den einfachsten bis hin zu starken Opioiden wie Morphin, sind der Grundpfeiler dieser Behandlung. Sie sollten nach dem Eskalationsprinzip verabreicht werden, wobei mit dem schwächsten Analgetikum begonnen wird und die Dosis rasch angepasst wird, um eine optimale Linderung zu erreichen.

Aber neben den Medikamenten haben sich auch andere Ansätze als wirksam erwiesen. **Physiotherapie**, **Wärmetherapie** (heiß oder kalt), bestimmte Techniken zur **Nervenstimulation** oder auch **Akupunktur** können angeboten werden. Auch **chirurgische Eingriffe** können in Betracht gezogen werden, um bestimmte hartnäckige Schmerzen zu blockieren.

Auf **emotionaler und psychologischer** Ebene ist der Schmerz eng mit Angst, Furcht und vorweggenommener Trauer um sich selbst verbunden. Es ist daher von entscheidender Bedeutung, diese Aspekte mit dem Patienten zu besprechen. Psychologische Unterstützung, sei es durch einen Psychologen, einen Psychiater oder sogar durch das Pflegeteam, ist von grundlegender Bedeutung. Auch Anxiolytika und Antidepressiva können hilfreich sein.

Die **spirituelle** Dimension des Schmerzes wiederum ist in der Endphase des Lebens von besonderer Bedeutung. Für manche Patienten kann der Schmerz als Strafe empfunden werden oder mit tiefen existenziellen Fragen verbunden sein. Die spirituelle Begleitung durch einen Seelsorger, Imam, Rabbiner, buddhistischen Mönch oder eine andere spirituelle Figur kann dem Patienten helfen, angesichts seines Schmerzes einen Sinn und Frieden zu finden.

Die Kommunikation ist schließlich der Kitt, der diese Behandlung zusammenhält. Jeder Patient ist einzigartig, und jeder Schmerz ist es auch. Zuhören, beobachten, die Behandlung anpassen, beruhigen - all das sind alltägliche Handlungen, die zu einer echten Linderung führen.

Die Behandlung von Schmerzen in der Endphase des Lebens ist eine Kunst, die sowohl technische Fähigkeiten als auch tiefe Menschlichkeit erfordert. Das ultimative Ziel ist es, dem Patienten zu ermöglichen, seine letzten Momente mit größtmöglicher Gelassenheit zu verbringen, umgeben von seinen Angehörigen und frei von Schmerzen.

Unterstützung der Familie und der Angehörigen

Angesichts einer Krankheit ist nicht nur der Patient betroffen, sondern ein ganzer Kreis von Angehörigen, die sich um ihn herum bewegen und seine Sorgen, Hoffnungen und Schmerzen teilen. Die Familie, die Freunde, sie alle sind auf tiefe und unterschiedliche Weise betroffen. Sie spielen eine zentrale Rolle bei der Unterstützung des Patienten, aber sie suchen ihrerseits nach Unterstützung und Verständnis. Ihr psychologisches und emotionales Wohlbefinden ist untrennbar mit der Lebensqualität des Patienten verbunden.

Sobald die Diagnose bekannt gegeben wird, ist der Schock oft brutal. Die Nachricht von einer schweren Krankheit wie Krebs löst eine Vielzahl von Emotionen aus: Verleugnung, Wut, Traurigkeit, Angst. Es ist von entscheidender Bedeutung, dass sich das Ärzteteam die Zeit nimmt, die Familie in diese anfänglichen Gespräche einzubeziehen, Fragen zu beantworten, Zweifel zu klären und ein offenes Ohr anzubieten.

Mit fortschreitender Krankheit stehen die Angehörigen vor vielfältigen Herausforderungen. Die Ungewissheit über den Ausgang, die langen Stunden im Krankenhaus, die Pflege zu Hause, das Gefühl der Hilflosigkeit - all das erzeugt erheblichen Stress. Das Pflegepersonal sollte darin geschult sein, diese Anzeichen von Not zu erkennen und die Familien an die entsprechenden Ressourcen zu verweisen: Psychologen, Sozialarbeiter, Selbsthilfegruppen.

Selbsthilfegruppen sind besonders vorteilhaft. Sie bieten einen sicheren Raum, in dem Familien ihre Erfahrungen, Ängste und Hoffnungen mit anderen teilen können, die Ähnliches durchmachen. Das Gefühl, in diesem Kampf nicht allein zu sein, ist oft eine Quelle des Trostes.

Für Familien mit Kindern wird die Situation immer komplexer. Wie spricht man mit einem Kind über die Krankheit? Wie erklärt man ihm die Abwesenheit des Elternteils zu Hause? Wie kann man es beruhigen? In Kinderpsychologie ausgebildete Fachleute können eingreifen, um den Eltern zu helfen, durch diese unruhigen Gewässer zu navigieren und so das emotionale Wohlbefinden des Kindes sicherzustellen.

Wenn die Krankheit in ein fortgeschrittenes oder terminales Stadium fortschreitet, wird die Unterstützung der Familie noch entscheidender. Gespräche über die Pflege am Lebensende, Patientenverfügungen und die Begleitung durch die Palliativmedizin müssen sensibel geführt werden. Nach dem Tod beginnt die Trauerarbeit, ein Weg, der mit vielen Hindernissen gepflastert ist. Die Unterstützung muss weitergehen, sei es durch Trauertherapien, Selbsthilfegruppen oder einfach nur ein offenes Ohr.

Eine Krankheit betrifft nicht nur den Patienten, sondern eine ganze Gemeinschaft um ihn herum. Die Unterstützung der Familie und der Angehörigen ist ein wesentlicher Aspekt der Onkologiepflege und eine Verantwortung, die das gesamte medizinische Team teilt. Wenn man sich um die Angehörigen kümmert, kümmert man sich auch um den Patienten, da ihr Wohlergehen untrennbar miteinander verbunden ist.

Kapitel 7:
DIE EMOTIONALE DIMENSION

Umgang mit Stress und Burnout

In der Onkologie zu arbeiten ist zweifellos eines der anspruchsvollsten medizinischen Fachgebiete, sowohl körperlich als auch emotional. Da sie täglich mit Leid und Tod, aber auch mit Hoffnung und Heilung konfrontiert werden, befinden sich die in der Onkologie tätigen Gesundheitsfachkräfte oft an einer emotionalen Frontlinie. Die aufgestaute Belastung kann zu chronischem Stress und letztendlich zu Burnout führen. Diese Phänomene zu verstehen und zu erkennen ist entscheidend, um das Wohlbefinden des Pflegepersonals und im weiteren Sinne die Qualität der Patientenversorgung zu gewährleisten.

Stress in der Onkologie kann viele Ursachen haben: die tägliche Konfrontation mit dem Tod, ethische Dilemmata, der Druck, entscheidende Entscheidungen zu treffen, das hohe Tempo in manchen Abteilungen oder die Pflege der Beziehungen zu Patienten und ihren Familien. Wenn dieser Stress anhält und schlecht bewältigt wird, kann er sich zu einem **Burnout entwickeln**. Dieser äußert sich in starker Müdigkeit, Desinteresse an der Arbeit, vermindertem Einfühlungsvermögen und einer Verschlechterung der zwischenmenschlichen Beziehungen.

Wie können wir also mit diesen Herausforderungen umgehen?

- **Erkennung und Sensibilisierung**: Der erste Schritt zur Lösung ist oft das Erkennen des Problems. Krankenhäuser und Kliniken müssen ihre Teams für die Anzeichen von Stress und Burnout sensibilisieren und eine Kultur fördern, in der es akzeptabel ist, über Schwierigkeiten zu sprechen.

- **Stressbewältigungstraining**: Workshops und Seminare, die sich auf Stressbewältigungstechniken wie Meditation, Achtsamkeit oder Entspannungstechniken konzentrieren, können eine große Hilfe sein.
- **Supervision und psychologische Unterstützung**: Die Einrichtung regelmäßiger Supervisionssitzungen, in denen Pflegende ihre schwierigen Fälle, ihre Emotionen und Reaktionen besprechen können, kann viele stressige Situationen entschärfen.
- **Work-Life-Balance**: Teams zu ermutigen, sich Zeit für sich selbst zu nehmen, abzuschalten, Zeit mit der Familie zu verbringen, entspannende oder sportliche Aktivitäten zu betreiben, ist entscheidend, um die Batterien wieder aufzuladen.
- **Peer-Support-Gruppen**: Die Schaffung von Räumen, in denen Fachkräfte ihre Erfahrungen, Herausforderungen und Erfolge austauschen können, kann ein wertvolles emotionales Ventil bieten.
- **Arbeitsorganisation überdenken**: Eine zu hohe Arbeitsbelastung, erratische Arbeitszeiten oder fehlende Pausen können zu Burnout beitragen. Daher ist es wichtig, die Arbeitsorganisation regelmäßig zu überprüfen und gegebenenfalls anzupassen.
- **Weiterbildung**: Die regelmäßige Aktualisierung von Wissen und Fähigkeiten kann das Gefühl von Kompetenz und Effektivität stärken und so Stress reduzieren.

Die Bewältigung von Stress und Burnout ist kein einmaliger Vorgang, sondern ein langfristiges Engagement, das die Beteiligung aller Akteure des Gesundheitssystems erfordert. Indem sie sich um ihre Pflegekräfte kümmern, gewährleisten die Gesundheitseinrichtungen die Qualität und Menschlichkeit der Pflege, die sie ihren Patienten bieten.

Die Beziehung zwischen Krankenpfleger und Patient: Vertrauen aufbauen

In der komplexen und oft destabilisierenden Welt der Medizin, insbesondere in der Onkologie, spielt die Beziehung zwischen Krankenpfleger und Patient eine kardinale Rolle. Es handelt sich um eine therapeutische Allianz, in der der Krankenpfleger den Patienten durch sein Fachwissen und sein Einfühlungsvermögen durch die Mäander der Diagnose, der Behandlung und der Nachsorge führt, beruhigt und unterstützt. Der Aufbau von Vertrauen ist daher ein wesentlicher Schritt für den Erfolg dieser Beziehung.

Vertrauen ist nicht automatisch vorhanden, sondern muss aufgebaut, genährt und gepflegt werden. Für den Patienten ist die Krankheit oft gleichbedeutend mit Verletzlichkeit, Sorge und manchmal sogar Isolation. In diesem Zusammenhang ist der Krankenpfleger eine Stütze, ein wichtiger Gesprächspartner, ein Begleiter.

1. Aktives Zuhören: Der erste Schritt, um dieses Vertrauen aufzubauen, besteht darin, wirklich zuzuhören. Der Krankenpfleger muss sich zur Verfügung stellen und auf das achten, was der Patient ausdrückt, sei es verbal oder nonverbal. Dieses aktive Zuhören ermöglicht es, die Sorgen, Ängste, aber auch die Hoffnungen des Patienten zu erfassen.

2. Klare und transparente Kommunikation : Um ein solides Vertrauen aufzubauen, muss der Krankenpfleger in der Lage sein, genaue, verständliche und auf die Bedürfnisse des Patienten zugeschnittene Informationen zu liefern. Das bedeutet manchmal, einen komplexen medizinischen Jargon zu vereinfachen oder ein Verfahren mehrmals zu erklären, bis sich der Patient sicher fühlt.

3. Empathie: Empathie ist die Fähigkeit, sich in die Lage des anderen zu versetzen, zu fühlen und zu verstehen, was er erlebt. Sie ist ein wesentliches Merkmal des Krankenpflegers. Sie ermöglicht den Aufbau einer emotionalen Bindung, einer Nähe, die beruhigend und besänftigend wirkt.

4. Beständigkeit: Vertrauen wird auch durch Beständigkeit in der Beziehung genährt. Regelmäßige Betreuung, vorhersehbare Verhaltensweisen und ständige Verfügbarkeit verstärken das Gefühl der Sicherheit für den Patienten.

5. Ehrlichkeit: Wenn der Krankenpfleger eine Frage nicht beantworten kann oder eine Situation unklar ist, ist es von größter Wichtigkeit, ehrlich zu sein und dies zu sagen. Dies verhindert, dass falsche Erwartungen geweckt werden und stärkt die Glaubwürdigkeit.

6. Vertraulichkeit: Die Vertraulichkeit der Informationen des Patienten zu wahren, ist nicht nur eine rechtliche und ethische Verpflichtung, sondern auch ein Vertrauensbeweis. Der Patient muss wissen, dass seine Daten, sein Vertrauen und seine Intimsphäre geschützt sind.

7. Engagement: Dem Patienten zu zeigen, dass man sich wirklich für sein Wohlbefinden, seine Heilung oder seine Begleitung einsetzt, bedeutet, ihm zu versichern, dass er in dieser Prüfung nicht allein ist.

In dem emotionalen Sturm, den eine Krankheit darstellen kann, ist die Beziehung zwischen Krankenpfleger und Patient ein Leuchtturm, ein beruhigender Bezugspunkt. Dieses Vertrauen aufzubauen und aufrechtzuerhalten ist eine Kunst und eine wesentliche Fähigkeit, um nicht nur die Qualität der Pflege, sondern auch das Wohlbefinden und die Gelassenheit des Patienten zu gewährleisten. In der Onkologie kann dieses Vertrauen einen großen Unterschied machen und in den schwierigsten Momenten Hoffnung und Trost spenden.

Die Bedeutung von Teamarbeit

Die Onkologie erfordert aufgrund ihrer multidimensionalen Natur einen kollaborativen Ansatz. Ein Krebspatient ist nicht nur mit einer körperlichen Krankheit konfrontiert, sondern auch mit einer Vielzahl von Emotionen, Entscheidungen und Veränderungen in seinem täglichen Leben. Die Behandlung von Krebs ist nicht die Aufgabe eines einzelnen Fachmanns, sondern die eines Teams, das zusammenhält, sich engagiert und ergänzt.

1. Eine umfassende Betreuung: Krebs beeinträchtigt den Körper auf mehreren Ebenen. Dazu gehört natürlich der Tumor selbst, aber auch die Nebenwirkungen der Behandlung, die emotionalen und psychologischen Auswirkungen sowie die sozialen und familiären Auswirkungen. Ein Team aus Onkologen, Krankenpflegern, Psychologen, Ernährungsberatern, Sozialarbeitern und anderen Spezialisten ermöglicht es, all diese Aspekte auf ganzheitliche Weise anzugehen.

2. Komplementäre Kompetenzen: Jedes Teammitglied bringt sein einzigartiges Fachwissen ein. Der Onkologe kann den besten Behandlungsplan festlegen, der Krankenpfleger begleitet und beruhigt den Patienten im Alltag, der Psychologe hilft bei der Bewältigung von Stress und Emotionen, und der Ernährungsberater gibt Ratschläge für den Umgang mit behandlungsbedingten Essstörungen. Diese Synergie gewährleistet, dass der Patient das beste verfügbare Wissen und die besten Fähigkeiten erhält.

3. Zusammenhalt in der Kommunikation: In einem eingespielten Team fließen die Informationen reibungslos und effizient. Dadurch wird sichergestellt, dass jede Fachkraft über die aktuellsten und relevantesten Daten des Patienten verfügt. Dies ist entscheidend, um Fehler und Doppelarbeit zu vermeiden und die Kontinuität der Pflege zu gewährleisten.

4. Emotionale und professionelle Unterstützung: Die Arbeit in der Onkologie ist lohnend, aber auch anstrengend. Die emotionalen Herausforderungen sind zahlreich. Teil eines Teams zu sein bedeutet, Kollegen zu haben, auf die man sich verlassen kann, mit denen man seine Sorgen, Erfolge und Zweifel teilen kann. Diese Solidarität ist ein Bollwerk gegen Burnout.

5. Geistige Anregung: Die Medizin ist ein Bereich, der sich ständig weiterentwickelt. In einem Team können sich die Mitglieder über die neuesten Forschungsergebnisse austauschen, ihre Erfahrungen teilen und sich gegenseitig weiterbilden. Dies ist ein fruchtbarer Nährboden für Innovation und Spitzenleistungen.

6. Personalisierte Pflege: Dank eines multidisziplinären Teams ist es möglich, die Pflege auf die Einzigartigkeit jedes Patienten abzustimmen. Jeder Mensch ist einzigartig, und der kollaborative Ansatz ermöglicht es, auf die spezifischen Bedürfnisse jedes Einzelnen einzugehen.

Teamarbeit in der Onkologie ist nicht einfach eine Option, sondern eine Notwendigkeit. Sie ist das Herzstück der optimalen Patientenversorgung und stellt sicher, dass jeder Aspekt der Erkrankung des Patienten mit Kompetenz, Mitgefühl und Effizienz angegangen wird. In diesem menschlichen und medizinischen Abenteuer ist die berufliche Solidarität eine unschätzbare Stärke, sowohl für die Betreuer als auch für die Patienten.

Kapitel 8:
FALLSTUDIEN

Fall 1: Lymphom und Komplikationen

Ein Lymphom ist ein Krebs, der sich aus Lymphozyten entwickelt, einer Art weißer Blutkörperchen, die für das reibungslose Funktionieren unseres Immunsystems unerlässlich sind. Wie bei jeder Krebserkrankung erfordert die Behandlung von Lymphomen einen ganzheitlichen Ansatz, denn neben der Krankheit selbst können bei den Patienten verschiedene Komplikationen auftreten, die entweder mit der Krankheit oder mit der Behandlung zusammenhängen.

1. Krankheitsbedingte Komplikationen :
- **Tumorsyndrom:** In manchen Fällen zerfallen Krebszellen schnell und setzen dabei Stoffe ins Blut frei, die Nieren- oder Herzprobleme verursachen können.
- **Rückenmarkskompression:** Das Wachstum einer Tumormasse kann das Rückenmark komprimieren, was zu Schmerzen, Schwäche oder sogar Lähmung führt.
- **Geschwächtes Immunsystem:** Da das Lymphom das Immunsystem beeinträchtigt, sind die Patienten oft anfälliger für Infektionen.
- **Oberes Cava-Syndrom:** Wenn die obere Hohlvene durch einen Tumor komprimiert oder blockiert wird, kann dies zu Schwellungen im Gesicht, am Hals, an den Armen und im oberen Brustbereich führen.
- **Flüssigkeitsansammlung:** Einige Lymphome können eine Flüssigkeitsansammlung um das Herz (Perikarditis) oder die Lunge (Pleuritis) verursachen.

2. Behandlungsbedingte Komplikationen :

- **Neutropenie:** Die Chemotherapie kann zu einer Verringerung der weißen Blutkörperchen führen, wodurch sich das Risiko von Infektionen erhöht.
- **Anämie:** Eine Abnahme der roten Blutkörperchen kann zu Müdigkeit, Blässe und Kurzatmigkeit führen.
- **Thrombozytopenie:** Eine Verringerung der Blutplättchen kann zu Blutungen oder Blutergüssen führen.
- **Herztoxizität:** Einige Medikamente können das Herz beeinträchtigen, daher ist es wichtig, die Herzfunktion während der Behandlung regelmäßig zu überwachen.
- **Periphere Neuropathie:** Einige Behandlungen können die Nerven beeinträchtigen, was zu Kribbeln, Stechen oder Schmerzen führt.
- **Tumorlyse-Syndrom:** Dies ist ein medizinischer Notfall, der durch die schnelle Freisetzung von Tumorzellen in den Blutkreislauf nach Beginn einer Behandlung verursacht wird.
- **Unfruchtbarkeit:** Chemo- und Strahlentherapie können die Fruchtbarkeit beeinträchtigen.
- **Zweitkrebserkrankungen:** Obwohl sie selten sind, kann die Behandlung eines Lymphoms das Risiko erhöhen, in Zukunft eine andere Krebsart zu entwickeln.

Die Behandlung von Lymphomen erfordert eine strenge medizinische Überwachung, damit diese Komplikationen schnell erkannt und behandelt werden können. Es ist ein Weg, der anstrengend sein kann, aber mit einem ganzheitlichen Ansatz, der sowohl die Krankheit als auch das allgemeine Wohlbefinden des Patienten berücksichtigt, können viele Herausforderungen bewältigt werden. Auch die Forschung treibt die Behandlungsmethoden weiter voran, wodurch Nebenwirkungen verringert und die Überlebensraten verbessert werden.

Fall 2: Brustkarzinom und postoperative Rekonstruktionen

Das Mammakarzinom ist eine der häufigsten Krebserkrankungen bei Frauen. Die Diagnose und Behandlung von Brustkrebs kann weitreichende Auswirkungen haben, sowohl körperlich als auch emotional. Für viele Frauen ist ein Teil des Heilungsprozesses nach einer Mastektomie (Entfernung der Brust) oder einer brusterhaltenden Operation die Brustrekonstruktion. Diese Rekonstruktion spielt eine wesentliche Rolle bei der physischen und psychischen Rehabilitation.

1. Warum sollte man sich für eine Brustrekonstruktion entscheiden?
- **Wiederherstellung des Körperbildes:** Bei manchen Frauen trägt die Brustrekonstruktion dazu bei, das Selbstvertrauen wiederherzustellen und das mit dem Verlust einer Brust verbundene Trauma zu überwinden.
- **Symmetrie:** Wenn nur eine Brust vom Krebs betroffen war, kann die Rekonstruktion helfen, die Symmetrie zwischen den beiden Brüsten wiederherzustellen.
- **Persönliche Entscheidung:** Jede Frau ist anders. Manche entscheiden sich vielleicht gegen eine Rekonstruktion oder für eine externe Brustprothese. Die Entscheidung, ob die Brust rekonstruiert werden soll oder nicht, ist zutiefst persönlich.

2. Optionen für die Brustrekonstruktion :
- **Rekonstruktion mit Prothese:** Bei dieser Methode werden Implantate aus Silikon oder Kochsalzlösung verwendet, um die Brust neu zu formen. Dies ist eine der häufigsten Techniken.
- **Autologe** Rekonstruktion: Auch als "Rekonstruktion unter Verwendung von körpereigenem Gewebe" bezeichnet, wird hierbei Gewebe aus anderen

Körperteilen wie Bauch, Oberschenkel oder Rücken verwendet, um eine neue Brust zu schaffen.

- **Kombinierte Rekonstruktion:** Bei diesem Ansatz wird die Verwendung von Implantaten und körpereigenem Gewebe kombiniert.
- **Rekonstruktion der** Brustwarze **und des Brustwarzenhofs:** Nach der Rekonstruktion der Brust entscheiden sich manche Frauen auch für eine Rekonstruktion der Brustwarze und des Brustwarzenhofs, um ein natürlicheres Aussehen zu erzielen.

3. Günstige Momente für den Wiederaufbau :

- **Sofortiger Wiederaufbau:** Dies wird zur gleichen Zeit wie die Mastektomie durchgeführt. Es ist nur ein einziger Eingriff erforderlich, was für manche Frauen weniger traumatisch sein kann.
- **Aufgeschobene Rekonstruktion:** Sie wird nach der Mastektomie durchgeführt, oft nach anderen Behandlungen wie Chemotherapie oder Bestrahlung.

4. Was Sie wissen sollten, bevor Sie loslegen :

- **Variable Ergebnisse:** Die Ergebnisse der Rekonstruktion sind von Frau zu Frau unterschiedlich. Es ist wichtig, dass Sie die Erwartungen und möglichen Ergebnisse mit Ihrem Chirurgen besprechen.
- **Mögliche Komplikationen:** Wie bei jeder Operation gibt es auch bei der Brustrekonstruktion Risiken, z. B. Infektionen, Komplikationen mit den Implantaten oder Narben.
- **Empfindlichkeit:** Die Empfindlichkeit der rekonstruierten Brust kann sich von der der ursprünglichen Brust unterscheiden.
- **Medizinische Nachsorge:** Auch nach einer Rekonstruktion ist es entscheidend, die regelmäßigen Untersuchungen fortzusetzen, um sicherzustellen, dass der Krebs nicht zurückkehrt.

Die Entscheidung, sich nach einem Brustkarzinom einer Brustrekonstruktion zu unterziehen, ist eine intime und individuelle Reise. Mit den heutigen medizinischen Fortschritten haben Frauen mehr Optionen als je zuvor, um nach einer Brustkrebsdiagnose ein Gefühl der Fülle und des Wohlbefindens zu erlangen.

Fall 3: Sarkom: eine multidisziplinäre Herausforderung

Sarkome sind eine heterogene Gruppe von Krebsarten, die sich aus dem Bindegewebe wie Knochen, Muskeln, Sehnen, Knorpel und Fettgewebe entwickeln. Aufgrund ihrer Seltenheit und Vielfalt erfordert ihre Behandlung einen multidisziplinären Ansatz, um die bestmögliche Behandlung und Nachsorge zu gewährleisten.

1. Die Besonderheiten des Sarkoms :
   - **Vielfalt:** Sarkome können in jedem Teil des Körpers auftreten, und es gibt über 70 histologische Subtypen. Dies bringt spezifische diagnostische und therapeutische Herausforderungen mit sich.
   - **Selten:** Sarkome machen nur etwa 1 % aller Krebserkrankungen bei Erwachsenen aus, bei Kindern sind sie jedoch häufiger.
   - **Unterschiedliche Aggressivität:** Nicht alle Sarkome sind aggressiv. Einige können langsam wachsen und lokal begrenzt bleiben, während andere sehr aggressiv sind und metastasieren.
2. Die Bedeutung eines multidisziplinären Ansatzes :
   - **Genaue Diagnose:** Eine genaue Diagnose ist entscheidend, um den Typ und das Stadium des Sarkoms zu bestimmen. Dies erfordert eine enge Zusammenarbeit zwischen Radiologen, Pathologen und Onkologen.

- **Planung der Behandlung :** Die Wahl der Behandlungsmethode kann Chirurgie, Chemotherapie, Strahlentherapie oder eine Kombination dieser Methoden umfassen. Ein Ausschuss von Fachleuten, darunter Chirurgen, medizinische Onkologen und Strahlentherapeuten, kommt häufig zusammen, um einen auf den jeweiligen Patienten zugeschnittenen Plan zu erstellen.
- **Rekonstruktion:** In Fällen, in denen ein Sarkom eine größere Operation erfordert, können plastische Chirurgen für die Rekonstruktion herangezogen werden, um die Funktion und das Aussehen so weit wie möglich zu erhalten.

3. Die entscheidende Rolle der Nachbereitung :
- **Früherkennung von Rezidiven:** Sarkome, insbesondere aggressive Formen, können wiederkehren. Eine regelmäßige Nachsorge mit bildgebenden Verfahren ist entscheidend, um ein Rezidiv frühzeitig zu erkennen.
- **Rehabilitation:** Aufgrund der potenziellen Auswirkungen auf die Funktion (z. B. wenn sich das Sarkom in der Nähe eines Gelenks oder eines großen Muskels befindet) benötigen die Patienten möglicherweise Physiotherapie oder andere Formen der Rehabilitation.
- **Psychologische Unterstützung:** Die oft aggressive Natur des Sarkoms in Verbindung mit der Komplexität seiner Behandlung kann psychologische Auswirkungen haben. Psychologische Unterstützung oder Beratung ist oft unerlässlich, um den Patienten zu helfen, sich durch diese Herausforderungen zu navigieren.

4. Forschung und Entwicklung :
Angesichts der Seltenheit von Sarkomen ist die kooperative Forschung von entscheidender Bedeutung. Internationale Netzwerke und Konsortien konzentrieren

sich auf die Entwicklung neuer Behandlungsmethoden und das Verständnis der Biologie von Sarkomen.

Die Behandlung von Sarkomen ist ein Symbol für die Bedeutung eines multidisziplinären Ansatzes in der Onkologie. Von der genauen Diagnose über die Behandlungsplanung bis hin zur Nachsorge nach der Therapie - jeder Schritt erfordert die Zusammenarbeit engagierter Spezialisten, um den Patienten die besten Chancen auf Erfolg und Lebensqualität zu bieten.

Kapitel 9:
KOMMUNIKATION IN DER ONKOLOGIE

Die erforderlichen Fähigkeiten
für eine effektive Kommunikation

In der weiten Welt der menschlichen Interaktion ist die Kommunikation der Dreh- und Angelpunkt. Durch Kommunikation bringen wir unsere Bedürfnisse, Ideen, Gefühle und Absichten zum Ausdruck. Damit Kommunikation also wirklich effektiv ist, ist es zwingend erforderlich, über eine Reihe von Fähigkeiten zu verfügen, die weit über die bloße Übermittlung von Informationen hinausgehen. Betrachten wir die wichtigsten Fähigkeiten, die man für eine wirklich effektive Kommunikation beherrschen muss.

1. Aktives Zuhören :
Noch bevor man spricht, ist es entscheidend zu lernen, wie man zuhört. Aktives Zuhören erfordert volle Aufmerksamkeit für den Gesprächspartner, wobei Unterbrechungen vermieden und gleichzeitig Zeichen der Beteiligung wie Kopfnicken oder Blickkontakt gegeben werden müssen.

2. Klarheit und Prägnanz :
Einfachheit ist oft das beste Mittel, um Missverständnisse zu vermeiden. Es ist wichtig, seine Gedanken klar und prägnant zu formulieren und unnötigen Jargon oder überflüssige Details zu vermeiden.

3. Anpassungsfähigkeit :
Nicht alle Gesprächspartner sind gleich. Wenn man weiß, wie man seine Sprache, seinen Tonfall oder seine Vorgehensweise an das jeweilige Publikum anpasst, kann die Botschaft besser aufgenommen werden.

4. Empathie :
Die Fähigkeit, sich in die Lage des anderen zu versetzen, ist von zentraler Bedeutung. Dies ermöglicht nicht nur, den Standpunkt des anderen zu verstehen, sondern auch, angemessen auf seine Gefühle oder Sorgen zu reagieren.

5. Die Beherrschung der nonverbalen Sprache :
Der Großteil unserer Kommunikation findet nicht verbal statt. Gesichtsausdrücke, Körperhaltung, Tonfall und Gesten können alle Botschaften übermitteln, manchmal sogar stärker als die Worte selbst.

6. Umgang mit Emotionen :
Vor allem in Konfliktsituationen ist es wichtig, mit seinen Gefühlen umgehen zu können. Ruhe zu bewahren, nicht in die Defensive zu gehen und die eigenen Gefühle anzuerkennen sind entscheidende Schritte.

7. Die Formulierung von Fragen :
Die richtigen Fragen - und zwar zur richtigen Zeit - zu stellen, kann helfen, Unklarheiten zu klären, eine Diskussion zu vertiefen oder den anderen zu ermutigen, sich weiter zu äußern.

8. Konstruktives Feedback :
Feedback zu geben und zu erhalten ist eine wichtige Fähigkeit. Es ist wichtig zu wissen, wie man konstruktiv Feedback gibt, sich auf bestimmte Punkte konzentriert und persönliche Angriffe vermeidet.

9. Selbstbehauptung :
Seine Bedürfnisse, Gefühle oder Meinungen auf respektvolle, aber klare Weise auszudrücken, ist eine wichtige Fähigkeit. Dadurch werden Missverständnisse vermieden und das gegenseitige Vertrauen gestärkt.

10. Geduld :
Geduld wird oft unterschätzt, ist aber von grundlegender Bedeutung. Den richtigen Zeitpunkt zum Sprechen abzuwarten, dem anderen Zeit zu geben, sich auszudrücken oder vor einer Antwort zu überlegen, sind alles Praktiken, die eine harmonische Kommunikation fördern.

Indem man diese Fähigkeiten entwickelt und verfeinert, schafft man die Voraussetzungen für bereicherndere und befriedigendere Beziehungen, sowohl auf beruflicher als auch auf persönlicher Ebene. In einer Welt, in der Fehlinformationen und Missverständnisse an der Tagesordnung sind, ist eine effektive Kommunikation wertvoller denn je.

Die Hindernisse
zu einer guten Kommunikation

Kommunikation ist eine Fähigkeit, die zwar natürlich ist, aber oft durch verschiedene Hindernisse behindert werden kann. Diese Hindernisse können die Weitergabe von Informationen erschweren oder sogar unmöglich machen. Sie können auch zu Missverständnissen, Frustration und Konflikten führen. Die Identifizierung dieser Hindernisse ist der erste Schritt zu einer reibungsloseren und effektiveren Kommunikation. Hier ein Überblick über die häufigsten Barrieren für eine gute Kommunikation :

1. Umweltbezogene Distinktionen :
Laute Geräusche, eine chaotische Umgebung oder sogar visuelle Ablenkungen können die Konzentration beeinträchtigen und es schwierig machen, zuzuhören und zu verstehen.
2. Inkohärente nonverbale Sprache :
Körpersprache, Gesichtsausdruck und Tonfall können eine andere Botschaft vermitteln als die verwendeten Wörter und so für Verwirrung sorgen.
3. Kulturelle Barrieren :
Kulturelle Unterschiede können die Art und Weise beeinflussen, wie Botschaften wahrgenommen und interpretiert werden. Gesten oder Ausdrücke, die in einer Kultur üblich sind, können in einer anderen missverstanden werden oder sogar beleidigend sein.

4. Starke Emotionen :
Wut, Traurigkeit, Aufregung oder Stress können die Botschaft verwischen. Wenn wir von Gefühlen überwältigt werden, fällt es uns möglicherweise schwer, zuzuhören oder uns klar auszudrücken.

5. Vorurteile und Stereotypen :
Vorurteile oder Stereotypen über eine Person oder Gruppe zu haben, kann die Art und Weise beeinflussen, wie man ihre Botschaften empfängt und interpretiert.

6. Schlechtes Zuhören :
Passives Zuhören, ohne wirklich aufmerksam zu sein, ist ein großes Hindernis für eine effektive Kommunikation.

7. Informationsüberflutung :
Von zu vielen Informationen auf einmal überwältigt zu werden, kann es schwierig machen, die Botschaft zu verdauen und zu behalten.

8. Übermäßiger Gebrauch von Jargon :
Sich auf technische oder fachspezifische Begriffe zu verlassen, ohne sie zu erklären, kann diejenigen ausschließen, die mit dem Thema nicht vertraut sind.

9. Physische Barrieren :
Hör- oder Sehprobleme oder andere Behinderungen können die Kommunikation erschweren.

10. Annahmen und Sprünge in den Schlussfolgerungen :
Die Annahme, dass man weiß, was der andere denkt oder fühlt, ohne dies zu überprüfen, kann zu Missverständnissen führen.

11. Mangelnde Durchsetzungsfähigkeit :
Wenn man seine eigenen Bedürfnisse, Gefühle oder Meinungen nicht ausdrückt, kann das eine offene und ehrliche Kommunikation verhindern.

12. Verschlossenheit :
Nicht offen für neue Ideen oder Perspektiven zu sein, kann ein echtes Verständnis und einen Informationsaustausch verhindern.

13. Sprachliche Probleme :
Die Kommunikation zwischen Menschen, die verschiedene Sprachen oder Dialekte sprechen, kann offensichtliche Herausforderungen mit sich bringen.

Wenn wir diese Barrieren erkennen und uns ihres Einflusses bewusst sind, können wir daran arbeiten, sie zu überwinden, indem wir unseren Kommunikationsstil anpassen und Fähigkeiten entwickeln, die eine harmonischere Interaktion erleichtern. Jede Anstrengung, diese Barrieren zu überwinden, bringt uns einer transparenteren, authentischeren und effektiveren Kommunikation näher.

Schwierige Diskussionen: eine Diagnose ankündigen ein Rückfall, das Lebensende

Das Überbringen von Nachrichten, insbesondere wenn sie erschütternd oder unerwartet sind, gehört zu den heikelsten Aufgaben des Pflegepersonals. Diese Gespräche sind in der Onkologie von besonderer Bedeutung, wo Nachrichten das Leben des Patienten und seiner Angehörigen radikal verändern können. Mit Mitgefühl, Ehrlichkeit und Einfühlungsvermögen zu navigieren, ist bei diesen Gesprächen von entscheidender Bedeutung. Im Folgenden erhalten Sie einen Überblick darüber, wie Sie diese schwierigen Diskussionen angehen können.

1. Vorbereitung auf das Gespräch :
Es ist von entscheidender Bedeutung, sich mental und emotional auf diesen Austausch vorzubereiten. Dazu gehört nicht nur, alle medizinischen Details zu verstehen, sondern auch, sich mit seinem eigenen Gefühl für Empathie und Mitgefühl zu verbinden.

2. Ein förderliches Umfeld schaffen :
Wählen Sie einen ruhigen, privaten Ort ohne Ablenkungen. Achten Sie darauf, dass der Patient sich wohlfühlt und alle Zeit der Welt hat, um die Informationen zu verarbeiten.

3. Präsenz und aktives Zuhören :
Die Bedeutung der vollen Präsenz und Aufmerksamkeit darf nicht unterschätzt werden. Der Patient muss das Gefühl haben, dass er an erster Stelle steht und dass seine Gefühle, Fragen und Bedenken gehört werden.

4. Klar und ehrlich kommunizieren :
Es ist entscheidend, direkt, aber auch einfühlsam zu sein. Verwenden Sie eine klare Sprache, vermeiden Sie komplizierten medizinischen Fachjargon und stellen Sie sicher, dass der Patient und seine Familie die Informationen verstehen.

5. Den Patienten seine Gefühle ausdrücken lassen :
Es ist normal, dass der Patient eine Reihe von Emotionen empfindet. Ob Schock, Traurigkeit, Wut oder Verwirrung - erlauben Sie ihm, sich ohne Bewertung auszudrücken.

6. Unterstützung anbieten :
Nachdem Sie die Nachricht überbracht haben, schlagen Sie Ressourcen vor, die dem Patienten helfen, mit der Situation umzugehen. Dazu könnten Hinweise auf Selbsthilfegruppen, Therapeuten oder andere Spezialisten gehören.

7. Die Familie einbeziehen :
Mit Erlaubnis des Patienten kann es von Vorteil sein, Familienmitglieder in diese Gespräche einzubeziehen. Sie können wertvolle Unterstützung bieten und haben möglicherweise auch ihre eigenen Fragen oder Bedenken.

8. Stellen Sie nach Möglichkeit Optionen zur Verfügung :
Wenn Behandlungsoptionen oder andere Entscheidungen getroffen werden müssen, stellen Sie diese klar und verständlich dar. Geben Sie dem Patienten die nötige Zeit und den nötigen Raum, um über diese Entscheidungen nachzudenken.

9. Bestätigen Sie das Verständnis :

Nachdem Sie die Nachrichten weitergegeben haben, vergewissern Sie sich, dass der Patient die Informationen verstanden hat. Ermutigen Sie ihn, Fragen zu stellen und seine Bedenken zu äußern.

10. Nachbereitung :

Es kann sein, dass es einige Zeit dauert, bis die Neuigkeiten vollständig verinnerlicht sind. Vereinbaren Sie einen weiteren Termin oder einen Folgeanruf, um weitere Fragen oder Anliegen zu besprechen.

11. Achten Sie auf sich selbst :

Als Angehöriger der Gesundheitsberufe ist es entscheidend, dass Sie die emotionalen Auswirkungen erkennen, die diese Gespräche auf Sie selbst haben können. Suchen Sie bei Bedarf Unterstützung, sei es durch Kollegen, Supervision oder Beratung.

Diesen Gesprächen mit Mitgefühl, Geduld und Einfühlungsvermögen zu begegnen, ist von entscheidender Bedeutung. Auch wenn die Nachrichten schwierig sind, können Respekt und Verständnis diesen schmerzhaften Prozess für den Patienten und seine Familie erleichtern.

Kapitel 10:
ETHISCHE ASPEKTE IN DER ONKOLOGIE

Die Entscheidungsfindung in komplexen Situationen

Im medizinischen Bereich, insbesondere in der Onkologie, sind Fachkräfte häufig mit komplexen Entscheidungen konfrontiert, die große Auswirkungen auf das Leben der Patienten haben. Diese Entscheidungen können Behandlungsoptionen, ethische Dilemmas oder Situationen mit ungewissem Ausgang umfassen. Das Navigieren in diesen turbulenten Gewässern erfordert eine Kombination aus technischen, emotionalen und ethischen Fähigkeiten.

1. Erkennen der Komplexität :
Der erste Schritt besteht darin, anzuerkennen, dass die Situation komplex ist. Das bedeutet zu akzeptieren, dass es möglicherweise keine "richtige" Antwort gibt und dass jede Entscheidung sowohl positive als auch negative Folgen haben kann.

2. Sammeln von Informationen :
Bevor Sie eine Entscheidung treffen, ist es entscheidend, alle relevanten Informationen zu sammeln. Dazu gehören medizinische Details, die Krankengeschichte des Patienten, die Präferenzen des Patienten und seiner Familie sowie die verfügbaren Ressourcen.

3. Bewertung der Optionen :
Wenn alle Informationen gesammelt sind, prüfen Sie die verschiedenen verfügbaren Optionen. Jede Option sollte anhand ihrer Vorteile, Risiken, Kosten und potenziellen langfristigen Folgen bewertet werden.

4. Beraten Sie sich und arbeiten Sie zusammen :
Engagieren Sie sich mit anderen Angehörigen der

Gesundheitsberufe, Kollegen, multidisziplinären Teams und ggf. auch mit den Angehörigen des Patienten. Diese Konsultationen können neue Perspektiven oder zusätzliche Informationen liefern, die die Entscheidung beeinflussen könnten.

5. Die Präferenzen und Werte des Patienten einbeziehen :

In der Medizin steht der Patient im Mittelpunkt der Behandlung. Daher ist es von entscheidender Bedeutung, ihre Präferenzen, Werte und Wünsche in den Entscheidungsprozess einzubeziehen.

6. Ethische Reflexion :

Manche Situationen erfordern eine gründliche Reflexion über die ethischen Implikationen. Solche Überlegungen können das Wohlbefinden des Patienten, die Achtung der Autonomie, Gerechtigkeit und Nichtbeleidigung umfassen.

7. Klare Kommunikation :

Es ist von entscheidender Bedeutung, die Entscheidung sowie die Überlegungen dahinter dem Patienten und seiner Familie klar und verständlich mitzuteilen. Dies hilft, Vertrauen aufzubauen und erleichtert die Akzeptanz der Entscheidung.

8. Kontinuierliche Bewertung :

Nachdem Sie eine Entscheidung getroffen haben, ist es entscheidend, die Situation kontinuierlich zu bewerten. Die Umstände können sich ändern, neue Informationen können auftauchen und eine Neubewertung kann notwendig werden.

9. Die Ungewissheit akzeptieren :

In der Onkologie, wie auch in anderen Bereichen der Medizin, kann es eine inhärente Unsicherheit geben. Diese Unsicherheit zu akzeptieren und dem Patienten gegenüber transparent darüber zu sein, ist von entscheidender Bedeutung.

10. Emotionale Unterstützung :

Komplexe Entscheidungen können sowohl für den Angehörigen der Gesundheitsberufe als auch für den

Patienten emotionale Auswirkungen haben. Achten Sie darauf, dass Sie sich bei Bedarf emotionale Unterstützung suchen und diese dem Patienten und seiner Familie anbieten.

11. Selbstreflexion :
Nehmen Sie sich die Zeit, über komplexe Entscheidungen nachzudenken, aus jeder Situation zu lernen und Ihre Entscheidungskompetenzen kontinuierlich zu verbessern.
Die Entscheidungsfindung in komplexen Situationen ist eine Fähigkeit, die sich mit der Zeit, mit Erfahrung und Reflexion entwickelt. Sie erfordert eine Kombination aus rationaler Analyse, Intuition, Mitgefühl und Respekt vor der Würde und Autonomie des Patienten.

Häufige ethische Dilemmas

Im medizinischen Bereich, insbesondere in der Onkologie, sind ethische Dilemmasituationen allgegenwärtig. Diese Herausforderungen können jederzeit auftreten und die Werte, Überzeugungen und das professionelle Gewissen des Pflegepersonals auf die Probe stellen. Im Folgenden finden Sie einen Überblick über die am häufigsten auftretenden ethischen Dilemmas und die ihnen zugrunde liegenden Überlegungen.

1. Autonomie vs. Wohltätigkeit :
   • **Problemstellung:** Ein Patient lehnt eine Behandlung ab, die nach Ansicht des Ärzteteams in seinem besten Interesse ist.
   • **Erwägungen:** Respektieren Sie das Recht des Patienten auf Selbstbestimmung und versuchen Sie gleichzeitig, etwas für sein Wohlbefinden zu tun.
2. Umfassende Information vs. Hoffnung :
   • **Problemstellung:** Inwieweit muss ein Patient über eine schlechte Prognose informiert werden, ohne ihm die Hoffnung zu nehmen?

- **Überlegungen** : Balancieren zwischen Transparenz und dem Wunsch, die Moral des Patienten zu schützen.
3. Lebensverlängerung vs. Lebensqualität :
   - **Problemstellung:** Sollten invasive Behandlungen fortgesetzt werden, die das Leben verlängern, aber seine Qualität verringern könnten?
   - **Erwägungen:** Bewerten Sie den Nutzen im Vergleich zum potenziellen Leiden.
4. Begrenzte Ressourcen vs. optimale Versorgung :
   - **Problemstellung:** Wie entscheidet man über die Zuteilung begrenzter Ressourcen, z. B. eines teuren Medikaments oder eines begrenzten Zugangs zu einem Bildgebungsgerät?
   - **Erwägungen:** Gleichgewicht zwischen Fairness, Nützlichkeit und Bedarf.
5. Respekt für kulturelle Werte vs. medizinische Standards :
   - **Problemstellung:** Wie soll man reagieren, wenn die kulturellen oder religiösen Überzeugungen eines Patienten mit den medizinischen Empfehlungen in Konflikt geraten?
   - **Erwägungen:** Erkennen Sie die Bedeutung individueller Werte an und halten Sie sich gleichzeitig an Pflegestandards.
6. Vertraulichkeit vs. Schutz anderer :
   - **Problemstellung:** Muss die Vertraulichkeit gebrochen werden, wenn ein Patient ein Risiko für sich selbst oder andere darstellt?
   - **Erwägungen:** Abwägung des Rechts auf Privatsphäre gegen die Pflicht zu schützen.
7. Entscheidungen am Lebensende :
   - **Problemstellung:** Wann, wie und unter welchen Bedingungen sollte die Einstellung der lebenserhaltenden Maßnahmen oder die Durchführung von Maßnahmen, die nur der Bequemlichkeit dienen, in Betracht gezogen werden?

- **Erwägungen:** Respektieren Sie die Wünsche des Patienten, die Lebensqualität und die Meinungen der Angehörigen und des medizinischen Teams.

8. Klinische Forschung vs. Patientenversorgung :
   - **Problemstellung:** Wie können die Bedürfnisse der medizinischen Forschung und die individuellen Interessen des Patienten bei der Teilnahme an einer klinischen Studie gegeneinander abgewogen werden?
   - **Erwägungen:** Sicherstellung einer umfassenden Information, einer informierten Einwilligung und Schutz der Patientenrechte.

9. Herausforderungen der informierten Zustimmung :
   - **Problemstellung:** Wie kann sichergestellt werden, dass der Patient die Auswirkungen, Risiken und Vorteile einer Behandlung oder eines Verfahrens vollständig versteht?
   - **Erwägungen: Stellen Sie** klare Informationen bereit, geben Sie Zeit für Fragen und beurteilen Sie die Entscheidungsfähigkeit des Patienten.

Jedes dieser Dilemmas erfordert einen durchdachten Ansatz, der ethische Grundsätze, die Bedürfnisse des Patienten und die medizinischen Realitäten ins Gleichgewicht bringt. Das Engagement für offene, ehrliche und mitfühlende Diskussionen ist entscheidend, um durch diese heiklen Gewässer zu navigieren.

Die informierte Zustimmung und die Fähigkeit des Patienten

Die informierte Einwilligung ist ein Eckpfeiler der ethischen und patientenzentrierten medizinischen Praxis. Er erkennt die Autonomie des Patienten an und respektiert sie, indem er ihm ermöglicht, informierte Entscheidungen über seine Gesundheit zu treffen. Der Prozess der informierten Zustimmung ist jedoch von Natur aus mit der Fähigkeit des Patienten verbunden, zu verstehen, zu bewerten und zu entscheiden. Es ist ein schwieriger Tanz zwischen der Achtung der Rechte des Patienten und der Sicherstellung seines Schutzes.

1. Grundlagen der Einwilligung nach Aufklärung :
Die Einwilligung nach Aufklärung beruht auf dem Grundsatz, dass jeder Mensch das Recht hat, darüber zu entscheiden, was mit ihm medizinisch gemacht wird. Damit eine Einwilligung wirklich "nach Aufklärung" erfolgt, muss der Patient :
  * Die bereitgestellten Informationen verstehen.
  * Bewerten Sie die verfügbaren Optionen.
  * In völliger Freiheit entscheiden, ohne Zwang oder unzulässige Einflussnahme.

2. Prozess der informierten Zustimmung :
  * **Information:** Der Angehörige der Gesundheitsberufe muss dem Patienten alle relevanten Informationen über Diagnose, Prognose, Behandlungsmöglichkeiten, Risiken, Nutzen und Alternativen zur Verfügung stellen.
  * **Verständnis:** Es ist entscheidend, sicherzustellen, dass der Patient all diese Informationen verstanden hat. Dazu kann es erforderlich sein, komplexe Konzepte in einer einfachen, zugänglichen Sprache zu erklären.
  * **Entscheidung: Nachdem** der Patient informiert wurde, trifft er eine Entscheidung auf der Grundlage seiner Werte, Vorlieben und Umstände.

3. Beurteilen Sie die Fähigkeit des Patienten :
Die Fähigkeit bezieht sich auf die Fähigkeit des Patienten, die bereitgestellten Informationen zu verstehen, die Optionen zu bewerten und eine informierte Entscheidung zu treffen. Sie ist spezifisch für jede Entscheidung und kann je nach Situation unterschiedlich sein. Zur Beurteilung der Fähigkeit wird in der Regel Folgendes berücksichtigt:

- Das Verständnis des Patienten für die medizinische Situation.
- Ihre Fähigkeit, die Folgen verschiedener Optionen zu verstehen.
- Ihre Fähigkeit, ihre Entscheidung zu kommunizieren.

4. Dilemmata im Zusammenhang mit der Fähigkeit :
Es kommt vor, dass Patienten aufgrund von kognitiven Beeinträchtigungen, psychischen Erkrankungen oder anderen Faktoren als nicht in der Lage angesehen werden, eine informierte Einwilligung zu erteilen. In solchen Situationen :
- Ein gesetzlicher Vormund oder ein medizinischer Vertreter kann gebeten werden, im Namen des Patienten seine Zustimmung zu erteilen.
- Es ist von entscheidender Bedeutung, stets im besten Interesse des Patienten zu handeln und dabei seine zuvor geäußerten Wünsche so weit wie möglich zu respektieren.

5. Informierte Einwilligung bei Kindern und Jugendlichen :
Die Fähigkeit von Minderjährigen, ihre Einwilligung zu geben, hängt von ihrer emotionalen und intellektuellen Reife ab. Obwohl in der Regel die Eltern oder Erziehungsberechtigten einbezogen werden, ist es entscheidend, das Kind oder den Jugendlichen je nach seinem Verständnisgrad in die Diskussion einzubeziehen.

6. Verweigerung der Behandlung :
Ein geschäftsfähiger Patient hat das Recht, eine Behandlung abzulehnen, auch wenn dies gegen die medizinischen Empfehlungen verstößt. In solchen Situationen ist es von entscheidender Bedeutung, sicherzustellen, dass der Patient die Konsequenzen seiner Entscheidung versteht.

Die informierte Einwilligung ist nicht einfach eine Formalität oder eine Unterschrift auf einem Dokument. Sie ist ein dynamischer Prozess, der eine offene, ehrliche und bidirektionale Kommunikation zwischen dem Gesundheitsdienstleister und dem Patienten erfordert. Indem sie die Autonomie des Patienten respektieren und die Nuancen der Fähigkeit anerkennen, können die Pflegekräfte eine Pflege anbieten, die sowohl ethisch solide als auch patientenzentriert ist.

Kapitel 11:
PÄDIATRISCHE ONKOLOGIE

Wichtige Unterschiede zwischen pädiatrischen und erwachsenen Krebserkrankungen

Krebs ist eine komplexe Krankheit, die sich je nach Person und Alter stark unterscheidet. Krebserkrankungen bei Kindern sind im Vergleich zu Krebserkrankungen bei Erwachsenen zwar selten, weisen jedoch deutliche Besonderheiten auf, die sie auf mehreren Ebenen voneinander unterscheiden. Das Verständnis dieser Unterschiede ist entscheidend, um eine optimale Behandlung für jede Altersgruppe zu gewährleisten.

1. Krebsarten :
   - **Pädiatrie:** Leukämien (insbesondere die akute lymphoblastische Leukämie) sind die häufigsten Krebserkrankungen bei Kindern. Andere häufige Krebserkrankungen sind Hirntumore, Neuroblastom, Ewing-Sarkom und Osteosarkom.
   - **Erwachsene :** Bei Erwachsenen überwiegen Karzinome (Krebserkrankungen der Epithelzellen) wie Lungen-, Brust-, Prostata- und Dickdarmkrebs.
2. Ursachen und Risikofaktoren :
   - **Pädiatrie:** Die Ursachen von Krebs bei Kindern sind weitgehend unbekannt. Angeborene Genmutationen und bestimmte Erbkrankheiten können das Risiko erhöhen.
   - **Erwachsene :** Die Exposition gegenüber Umweltfaktoren (Tabak, Alkohol, UV-Strahlung) und bestimmte Lebensgewohnheiten sind wichtige Ursachen. Auch die Familienanamnese kann eine Rolle spielen.

3. Wachstum und Ausbreitung :
- **Pädiatrie:** Krebs bei Kindern neigt dazu, sich schnell zu entwickeln, aber sie sprechen im Allgemeinen besser auf eine Chemotherapie an.
- **Erwachsene :** Sie entwickeln sich möglicherweise langsamer, sind aber möglicherweise resistenter gegen bestimmte Behandlungen. Sie sind auch anfälliger für Metastasen.
4. Lokalisierung :
- **Pädiatrisch:** Krebs bei Kindern tritt häufig in Körperteilen auf, die sich noch im Wachstum befinden, z. B. in den Knochen und im zentralen Nervensystem.
- **Erwachsene:** Sie befinden sich häufig in bestimmten Organen oder Geweben, z. B. in der Lunge, der Prostata oder der Brust.
5. Therapeutischer Ansatz :
- **Pädiatrie:** Bei Kindern sind spezielle Dosierungen und eine sorgfältige Überwachung der Nebenwirkungen erforderlich. Ihre Behandlung wird häufig in spezialisierten Zentren zentralisiert.
- **Erwachsene :** Die Behandlung ist vielfältiger und kann je nach Krankheitsstadium, Komorbiditäten und Alter des Patienten verabreicht werden.
6. Langfristige Folgen :
- **Pädiatrie:** Kinder haben nach der Behandlung ein längeres Lebenspotenzial, sind aber im Erwachsenenalter möglicherweise langfristigen Nebenwirkungen wie Wachstums- und Fruchtbarkeitsproblemen oder anderen Krebserkrankungen ausgesetzt.
- **Erwachsene :** Die Langzeitfolgen sind in der Regel mit dem Alter, Komorbiditäten und spezifischen Nebenwirkungen der Behandlung verbunden.
7. Überlebensrate :
- **Pädiatrie:** Im Allgemeinen ist die Überlebensrate bei pädiatrischen Krebserkrankungen höher als bei

Erwachsenen, was teilweise auf ein besseres Ansprechen auf die Behandlung zurückzuführen ist.

- **Erwachsene :** Obwohl viele Krebsarten bei Erwachsenen eine gute Überlebensrate haben, wenn sie früh erkannt werden, können andere aufgrund ihrer aggressiven Natur oder ihrer späten Erkennung eine weniger günstige Prognose haben.

Krebserkrankungen bei Kindern und Erwachsenen haben zwar den gleichen Namen "Krebs", unterscheiden sich jedoch erheblich in Bezug auf Art, Ursache, Behandlung und Prognose. Ein gründliches Verständnis dieser Unterscheidungen ist entscheidend, um eine angemessene Behandlung für jeden Patienten, unabhängig von seinem Alter, zu gewährleisten.

Die Rolle des Krankenpflegers bei dem Kind und seiner Familie

In der Pädiatrie pflegen Krankenpfleger nicht nur das Kind, sondern auch dessen Familie. Ihre Rolle geht weit über die bloße Verabreichung von Medikamenten oder die Überwachung der Vitalzeichen hinaus. Sie werden oft zu einer unterstützenden Säule, einer Informationsquelle und einem Bindeglied zwischen der Familie und dem medizinischen Team.

1. Klinische Beurteilung und Pflege :
Der Krankenpfleger beurteilt regelmäßig den Gesundheitszustand des Kindes, achtet auf Symptome, verabreicht Behandlungen und sorgt dafür, dass sich das Kind so wohl wie möglich fühlt.

2. Aufklärung und Information :
Es werden klare und verständliche Informationen über die Krankheit, die Behandlung und die häusliche Pflege vermittelt. Diese Aufklärung hilft den Eltern, die Situation

besser zu verstehen, sich aktiv an der Pflege zu beteiligen und fundierte Entscheidungen zu treffen.

3. Emotionale Unterstützung :

Angesichts der Krankheit eines Kindes können die Emotionen hochkochen. Der Krankenpfleger bietet sowohl dem Kind als auch seiner Familie emotionale Unterstützung an und hilft ihnen, Gefühle wie Angst, Unsicherheit und Traurigkeit zu verarbeiten.

4. Anwaltschaft für das Kind :

Der Krankenpfleger tritt für die Rechte des Kindes ein und sorgt dafür, dass seine Bedürfnisse erfüllt werden und seine Stimme gehört wird, auch wenn es noch zu jung ist, um sich zu äußern.

5. Zusammenarbeit mit dem medizinischen Team :

Der Krankenpfleger spielt eine zentrale Rolle im Behandlungsteam und teilt die Anliegen, Beobachtungen und Bedürfnisse des Kindes und seiner Familie den anderen Angehörigen der Gesundheitsberufe mit.

6. Erleichterung der Familiendynamik :

Indem der Krankenpfleger anerkennt, dass jede Familie ihre eigene Dynamik und ihre eigenen Bedürfnisse hat, hilft er, positive familiäre Interaktionen zu erleichtern und die Familie als Ganzes zu unterstützen.

7. Unterstützung beim Übergang :

Ob es darum geht, nach einem Krankenhausaufenthalt nach Hause zu kommen oder von einer Station auf eine andere zu wechseln, der Krankenpfleger spielt eine entscheidende Rolle, um sicherzustellen, dass dieser Übergang so reibungslos wie möglich verläuft.

8. Förderung der Selbstständigkeit :

Je nach Alter des Kindes fördert der Krankenpfleger die Selbstständigkeit und Unabhängigkeit, indem er dem Kind hilft, sich an seiner Pflege zu beteiligen und seine Krankheit zu verstehen.

9. Beistand in schwierigen Situationen :

In den schmerzhaftesten Momenten, wie der Bekanntgabe einer schwerwiegenden Diagnose oder dem Lebensende, bietet der Krankenpfleger dem Kind und seiner Familie Unterstützung, Mitgefühl und Fürsorge.

10. Verweis auf Ressourcen :
Der Krankenpfleger kann Selbsthilfegruppen, Therapien oder andere Ressourcen empfehlen, um der Familie zu helfen, mit der Situation umzugehen und Unterstützung über das Krankenhaus hinaus zu finden.

Die Rolle des Krankenpflegers in der Pädiatrie ist umfassend und mehrdimensional. Durch den Aufbau einer vertrauensvollen Beziehung zum Kind und seiner Familie sorgt der Krankenpfleger für eine kontinuierliche Pflege, emotionale Unterstützung und Aufklärung und stärkt so das allgemeine Wohlbefinden des Kindes, während er die Familie durch die Herausforderungen der Krankheit begleitet.

Spezifische Herausforderungen der Palliativmedizin in der Pädiatrie

Die Palliativmedizin in der Pädiatrie, die mit der schweren Erkrankung eines Kindes konfrontiert ist, stellt besondere Herausforderungen dar, die oftmals ergreifender und komplexer sind als die der Palliativmedizin für Erwachsene. Die pädiatrische Palliativversorgung zielt darauf ab, dem Kind ein Höchstmaß an Lebensqualität zu bieten und gleichzeitig die Familie in einer Zeit des Schmerzes und der Ungewissheit zu unterstützen.

1. Konfrontation mit Ungerechtigkeit :
Der bevorstehende Tod oder die unheilbare Krankheit eines Kindes wird oft als gegen die natürliche Ordnung der Dinge gerichtet wahrgenommen, was das Gefühl der Ungerechtigkeit und Hilflosigkeit bei den Angehörigen und Betreuern verstärkt.

2. Heikle Kommunikation :

Einem Kind eine schwere Krankheit oder eine schlechte Prognose zu erklären, erfordert besondere Feinfühligkeit. Es geht darum, die Fakten auf eine Weise darzustellen, die dem Alter und der Auffassungsgabe des Kindes entspricht und gleichzeitig seine Unschuld bewahrt.

3. Unterstützung der Eltern :

Eltern erleben angesichts des Leidens oder des drohenden Verlusts ihres Kindes eine tiefe Verzweiflung. Ihnen dabei zu helfen, durch diesen emotionalen Sturm zu navigieren und sie gleichzeitig zu ermutigen, sich an Entscheidungen über die Pflege zu beteiligen, ist eine große Herausforderung.

4. Berücksichtigung der Geschwister :

Geschwister können sich vernachlässigt oder missverstanden fühlen. Es ist entscheidend, sie in den Prozess einzubeziehen, ihre Fragen zu beantworten und ihnen emotionale Unterstützung zu bieten.

5. Bewertung von Schmerzen :

Kinder, insbesondere jüngere Kinder, können Schwierigkeiten haben, ihre Schmerzen auszudrücken. Die angemessene Bewertung und Behandlung ihres Unbehagens erfordert besondere Aufmerksamkeit und Fachwissen.

6. Ethische Entscheidungen :

In manchen Fällen müssen schwierige Entscheidungen über die Fortsetzung oder den Abbruch der Behandlung getroffen werden. Diese Entscheidungen sind folgenschwer und erfordern eine transparente und mitfühlende Kommunikation zwischen dem medizinischen Team und der Familie.

7. Vorbereitung auf das Lebensende :

Die Schaffung einer friedlichen, würdevollen und komfortablen Umgebung für das Kind in der Endphase seines Lebens ist von entscheidender Bedeutung. Dies kann Rituale, die Anwesenheit von Angehörigen oder die Integration von Symbolen und Erinnerungen beinhalten.

8. Unterstützung nach dem Verlust :
Die Zeit nach dem Tod des Kindes ist von entscheidender Bedeutung. Eltern und Familie brauchen Unterstützung bei der Trauerbewältigung, und das medizinische Team selbst benötigt möglicherweise Hilfe bei der Verarbeitung seiner eigenen Emotionen.

9. Spezialisierte Ausbildung :
Pflegekräfte in der pädiatrischen Palliativmedizin müssen über spezielle Fähigkeiten verfügen, um den einzigartigen Bedürfnissen dieser Kinder und ihrer Familien gerecht zu werden.

10. Begrenzte Ressourcen :
In vielen Gesundheitssystemen sind die Ressourcen für die pädiatrische Palliativversorgung begrenzt, was die verfügbaren Optionen für Behandlung und Unterstützung einschränken kann.

Die Palliativmedizin in der Pädiatrie ist eine anspruchsvolle und emotional intensive Berufung. Trotz der vielen Herausforderungen bleibt es das Ziel, sicherzustellen, dass jedes Kind eine mitfühlende, individuelle und qualitativ hochwertige Versorgung erhält, und gleichzeitig die Familie während und nach dieser schwierigen Zeit zu unterstützen.

Kapitel 12:
PFLEGE ZU HAUSE UND AMBULANT

Die wachsende Bedeutung der Pflege außerhalb des Krankenhauses

In dem Maße, in dem sich die Gesundheitssysteme weiterentwickeln, zeichnet sich ein aufkommender Trend ab: Immer mehr Pflegeleistungen werden außerhalb des traditionellen Krankenhausrahmens erbracht. Dieser Übergang zu einer externen, ambulanten oder häuslichen Versorgung bietet erhebliche Vorteile, bringt aber auch Herausforderungen mit sich. Lassen Sie uns auf die zunehmende Bedeutung dieses Ansatzes eingehen.

1. Demografie und Patientenbedürfnisse :
Mit der Alterung der Bevölkerung und der zunehmenden Prävalenz chronischer Krankheiten steigt die Nachfrage nach regelmäßiger und langfristiger Pflege. Diese Krankheiten über einen längeren Zeitraum stationär zu behandeln, ist jedoch weder praktisch noch wirtschaftlich.

2. Kosten und Effizienz :
Die Pflege zu Hause oder in ambulanten Kliniken anzubieten, kann oftmals kostengünstiger sein als ein längerer Krankenhausaufenthalt. Dadurch werden Krankenhausressourcen für akutere Fälle oder Fälle, die eine spezialisierte Pflege erfordern, frei.

3. Lebensqualität der Patienten :
Die Möglichkeit, in einer vertrauten Umgebung gepflegt zu werden, kann das Wohlbefinden des Patienten steigern, Stress reduzieren und die Genesung erleichtern. Außerdem werden dadurch Risiken vermieden, die mit langen Krankenhausaufenthalten verbunden sind, wie z. B. nosokomiale Infektionen.

4. Technologische Fortschritte :
Technologische Innovationen ermöglichen es nun, Patienten aus der Ferne zu überwachen, zu diagnostizieren und sogar zu behandeln. Die Telemedizin beispielsweise macht es möglich, Spezialisten zu konsultieren, ohne dass der Patient reisen muss.

5. Kontinuität der Pflege :
Die externe Versorgung fördert einen ganzheitlichen Ansatz, bei dem der Patient als Ganzes gesehen wird und sein familiäres und soziales Umfeld einbezogen wird. Dies fördert eine bessere Koordination zwischen den Angehörigen der Gesundheitsberufe und einen fließenden Übergang zwischen den verschiedenen Versorgungsebenen.

6. Ermächtigung des Patienten :
Zu Hause gepflegt zu werden oder außerhalb einer medizinischen Einrichtung zu lernen, wie man mit einer chronischen Krankheit umgeht, fördert die Autonomie und das Verantwortungsbewusstsein des Patienten.

7. Abbau von Krankenhausüberlastungen :
Da Krankenhäuser häufig überlastet sind, kann die Verlagerung bestimmter Dienste oder Behandlungen in ambulante oder häusliche Kliniken dazu beitragen, die Überlastung der Dienste zu verringern und die dringendsten Fälle zu priorisieren.

8. Familiäre Unterstützung :
Durch die Vermeidung langer Krankenhausaufenthalte können Patienten von der direkten Unterstützung ihrer Familie und Verwandten profitieren, die für ihr emotionales Wohlbefinden unerlässlich ist.

9. Entwicklungen in der medizinischen Ausbildung :
Gesundheitsfachkräfte werden zunehmend für die Versorgung außerhalb von Krankenhäusern ausgebildet und stärken so die Fähigkeit der Gesundheitssysteme, auf diese wachsende Nachfrage zu reagieren.

10. Logistische Herausforderungen :
Auch wenn die Vorteile zahlreich sind, ist die Pflege

außerhalb des Krankenhauses nicht ohne Herausforderungen. Die Sicherheit des Patienten muss gewährleistet werden, die Kommunikation zwischen den Pflegenden muss effektiv sein und der Zugang zu den benötigten Geräten und Medikamenten muss sichergestellt werden.

Da sich die Bedürfnisse der Bevölkerung ändern und die Technologie sich weiterentwickelt, ist es wahrscheinlich, dass die Erbringung von Pflegeleistungen außerhalb des Krankenhauses immer wichtiger wird. Richtig orchestriert kann dieser Übergang zu einer besseren Qualität der Versorgung, mehr Effizienz und einer besseren Erfahrung für die Patienten führen.

Die Anpassung der Protokolle und Praktiken

Medizinische Protokolle und klinische Praktiken bilden die Grundlage der Gesundheitsversorgung und gewährleisten die Sicherheit, Qualität und Konsistenz der Patientenversorgung. In einem sich ständig verändernden medizinischen Umfeld ist es jedoch unerlässlich, diese Protokolle regelmäßig zu überprüfen und anzupassen. Lassen Sie uns diese Notwendigkeit der Anpassung und die damit verbundenen Herausforderungen erläutern.

1. Entwicklung der wissenschaftlichen Erkenntnisse :
Die medizinische Forschung schreitet mit rasanter Geschwindigkeit voran und entdeckt neue Behandlungsmethoden, Ansätze und Erkenntnisse. Die Protokolle müssen aktualisiert werden, um diese Fortschritte widerzuspiegeln und sicherzustellen, dass die Patienten die aktuellste Versorgung erhalten.
2. Einführung neuer Technologien :
Das Aufkommen neuer Technologien, wie innovative

medizinische Geräte oder telemedizinische Instrumente, erfordert eine angemessene Schulung und Aktualisierung der Praktiken, um eine sichere und wirksame Anwendung zu gewährleisten.

3. Rückmeldungen aus der Praxis :
Rückmeldungen von Angehörigen der Gesundheitsberufe und Patienten können Bereiche aufdecken, in denen bestehende Protokolle verbessert werden können. Diese wertvollen Rückmeldungen ermöglichen es, die Praktiken zu verfeinern, um den Bedürfnissen der Patienten besser gerecht zu werden.

4. Demografische Variabilität :
Die Populationen verändern sich hinsichtlich des Alters, der ethnischen Vielfalt und der Gesundheitsbedürfnisse. Protokolle müssen sich anpassen, um den spezifischen Bedürfnissen dieser vielfältigen Bevölkerungsgruppen gerecht zu werden.

5. Wirtschaftliche Herausforderungen :
Budgetrestriktionen können Anpassungen der Protokolle erforderlich machen, um die Effizienz der Pflege zu maximieren und gleichzeitig die finanziellen Grenzen einzuhalten.

6. Überwachung von Vorschriften :
Medizinische Gesetze und Vorschriften entwickeln sich weiter und schreiben manchmal neue Standards oder Kriterien vor, die von den Protokollen eingehalten werden müssen.

7. Gesundheitskrisen :
Situationen wie die COVID-19-Pandemie erfordern eine schnelle Anpassung der Protokolle, um dringenden und unerwarteten medizinischen Herausforderungen zu begegnen.

8. Individualisierte Ansätze :
Mit dem Aufstieg der personalisierten Medizin müssen die Protokolle flexibel genug sein, um eine auf den einzelnen Patienten zugeschnittene Versorgung zu ermöglichen und gleichzeitig die Qualitätsstandards zu wahren.

9. Interdisziplinäre Zusammenarbeit :

Die moderne Medizin fördert einen kollaborativen Ansatz. Protokolle sollten daher so gestaltet sein, dass sie die Zusammenarbeit zwischen medizinischen Fachrichtungen fördern.

10. Bildung und Ausbildung :

Jedes Mal, wenn ein Protokoll geändert wird, ist es von entscheidender Bedeutung, dass das Gesundheitspersonal geschult wird, um eine wirksame und einheitliche Umsetzung zu gewährleisten.

Die Anpassung von Protokollen und Praktiken ist ein entscheidender Faktor, um die Angemessenheit und Wirksamkeit der Gesundheitsversorgung zu gewährleisten. Dies erfordert eine ständige Überwachung, eine schnelle Reaktion auf neue Entwicklungen und die Verpflichtung, den Patienten in den Mittelpunkt aller Entscheidungen zu stellen. In einer sich ständig wandelnden medizinischen Welt sind diese Flexibilität und das Streben nach kontinuierlicher Verbesserung entscheidender denn je.

Vorteile und Herausforderungen häusliche Pflege

Während sich das Gesundheitssystem weiterentwickelt, gewinnt die häusliche Pflege an Popularität und wird für viele Patienten zu einer soliden Alternative zur herkömmlichen Krankenhauspflege. Diese Pflegemodalität bietet viele Vorteile, bringt aber auch einzigartige Herausforderungen mit sich. Lassen Sie uns näher auf die beiden Seiten dieser Medaille eingehen.

Vorteile :

1. Komfort für den Patienten :

Die Patienten werden in einer Umgebung behandelt, die vertrauten Umgebung, was Stress und

Angstzustände verringern kann   d i e   o f t   m i t
Krankenhausaufenthalten verbunden sind, verringern.
2. Personalisierte Pflege :
     Die Pflege kann an die Bedürfnisse angepasst
werden   individuell auf den Patienten
zugeschnitten werden, unter Berücksichtigung seiner
Umgebung und seiner Lebensweise angepasst werden.
3. Kosten senken :
     Die häusliche Pflege kann oft weniger kosten
teurer sein als die Krankenhauspflege, sowohl für die
Patienten   als auch für die Gesundheitssysteme.
4. Weniger Anfälligkeit für Infektionen :
     Indem sie die Krankenhausumgebung meiden,
können Patienten   können sie ihr Risiko von
Infektionen verringern
nosokomiale Infektionen.
5. Familiäre Unterstützung :
     Die häusliche Pflege ermöglicht eine stärkere
Einbeziehung der Familie, wodurch das Netzwerk gestärkt
wird   Unterstützung des Patienten.

6. Kontinuität der Versorgung :
     Die häusliche Pflege kann einen Übergang
sanfter zwischen dem Krankenhausaufenthalt und der
Rückkehr in das Leben normal sein, indem eine
kontinuierliche Pflege gewährleistet wird.

Herausforderungen :
1. Zugang zu Ausrüstung und Technologien :
     Das Zuhause des Patienten ist möglicherweise nicht
mit der   fortschrittliche medizinische
Technologien, die im Krankenhaus zur Verfügung stehen.
2. Medizinische Überwachung :
     Außerhalb einer Krankenhausumgebung kann es
     es schwierig sein, eine medizinische Überwachung
zu gewährleisten   konstant zu halten.
3. Ausbildung und Fähigkeiten :

Nicht alle Angehörigen der Gesundheitsberufe sind
nicht unbedingt dafür ausgebildet oder fühlen
sich wohl dabei, Pflegeleistungen zu erbringen
häusliche Pflege zu leisten.

4. Kommunikation :

Die Koordination zwischen den verschiedenen
Betreuern (Ärzte, Krankenpfleger, Therapeuten) kann sich
als schwieriger erweisen.   zu Hause komplizierter
sein als in einem Krankenhaus.

5. Medizinische Notfälle :

Im Falle einer Komplikation oder eines Notfalls ist
die Zeit die erforderlich ist, um einen Patienten von seinem
            zu Hause in ein Krankenhaus kann ein
Problem darstellen.

6. Sicherheit :

Angehörige der Gesundheitsberufe können sich
mit Sicherheitsherausforderungen konfrontiert werden,
wenn sie sich sich in unbekannte Wohnorte begeben.

7. Isolation :

Obwohl das Zuhause komfortabel ist, können einige
Patienten können sich isoliert fühlen
wenn sie nicht regelmäßig von der Familie besucht werden.
Familie oder Freunde.

Die häusliche Pflege bietet eine großartige Möglichkeit, die
Qualität der Pflege zu verbessern und gleichzeitig auf die
individuellen Bedürfnisse der Patienten einzugehen. Um
ihre Wirksamkeit zu maximieren und die Risiken zu
minimieren, ist es jedoch unerlässlich, diese Pflege mit
sorgfältiger Planung und angemessener Schulung
anzugehen.

Kapitel 13:
KULTURELLE VIELFALT
IN DER ONKOLOGIE

Kulturelle Unterschiede verstehen und ihre Auswirkungen auf die Pflege

In unserer globalisierten Welt ist die kulturelle Vielfalt immer häufiger auch in Gesundheitseinrichtungen zu finden. Dieses Mosaik aus Traditionen, Überzeugungen und Praktiken hat einen tiefgreifenden Einfluss darauf, wie Menschen über Krankheit und Heilung denken und wie sie generell mit medizinischem Personal interagieren. Diese Nuancen zu verstehen ist entscheidend, um eine qualitativ hochwertige, angemessene und respektvolle Gesundheitsversorgung für jeden Patienten anbieten zu können.

Jede Kultur hat ihre eigenen Überzeugungen darüber, was eine Krankheit verursacht, wie sie behandelt werden sollte und wer in den Behandlungsprozess einbezogen werden sollte. In manchen Kulturen wird Krankheit z. B. als göttliche Strafe oder als Ergebnis eines energetischen Ungleichgewichts angesehen. Andernorts könnten traditionelle Heilmittel oder spirituelle Rituale bevorzugt werden, um die schulmedizinische Behandlung zu ergänzen oder sogar zu ersetzen.

Kulturelle Unterschiede können auch die Wahrnehmung von Schmerz und Leid, die Art und Weise, wie sie ausgedrückt werden, und die Art und Weise, wie mit ihnen umgegangen werden sollte, beeinflussen. Wo manche Menschen den offenen Ausdruck von Schmerz als Zeichen von Schwäche sehen, betrachten ihn andere als legitimes Mittel, um Hilfe oder Aufmerksamkeit .zu erbitten

Diese Unterschiede erstrecken sich auch auf die zwischenmenschlichen Beziehungen und die Erwartungen an die Rolle des Pflegepersonals. In einigen Kulturen wird der Arzt als unangefochtene Autorität gesehen, während er in anderen eher als Partner im Pflegeprozess wahrgenommen wird. Auch Themen wie Augenkontakt, körperliche Nähe und die Art und Weise, wie Fragen gestellt werden, können in verschiedenen kulturellen Kontexten sehr unterschiedlich wahrgenommen werden.

Werden diese kulturellen Unterschiede nicht berücksichtigt, kann dies zu Missverständnissen, Vertrauensverlust oder einer weniger effektiven Pflege führen. Patienten können sich unverstanden, abgewertet oder sogar stigmatisiert fühlen. Im schlimmsten Fall könnten sie sogar darauf verzichten, sich einer lebenswichtigen Behandlung zu unterziehen.

Die Anerkennung der kulturellen Vielfalt darf sich jedoch nicht darauf beschränken, Fehler zu vermeiden. Sie stellt auch eine enorme Chance dar. Indem sie diese Vielfalt in den Behandlungsansatz integrieren, können Gesundheitsfachkräfte eine tiefere und bedeutungsvollere Beziehung zu ihren Patienten aufbauen, was eine bessere Zusammenarbeit und eine höhere Akzeptanz der vorgeschlagenen Behandlungen fördert. Zuhören, Weiterbildung und Neugierde sind Werkzeuge, um eine solide kulturelle Kompetenz zu entwickeln.

Der Reichtum der Kulturen ist ein Schatz, den die Angehörigen der Gesundheitsberufe schätzen und verstehen müssen. Nur wenn man diese Vielfalt voll und ganz umarmt, kann man eine wirklich ganzheitliche, respektvolle und persönliche Pflege anbieten.

Kommunikation und Interventionen an die Vielfalt anpassen

Im Zentrum der therapeutischen Beziehung steht die Kommunikation, ein Eckpfeiler, der die Wirksamkeit der Behandlung und die Zufriedenheit des Patienten bestimmt. In einem zunehmend kosmopolitischen Umfeld ist die Kunst der Kommunikation mit Patienten aus verschiedenen Kulturen, mit unterschiedlichen Hintergründen und Glaubensrichtungen von entscheidender Bedeutung. Die Fähigkeit, die Kommunikation und die Interventionen an diese kulturelle Vielfalt anzupassen, ist nicht nur eine wesentliche Fähigkeit, sondern auch ein tiefes Zeichen des Respekts gegenüber jedem Patienten.

Zunächst einmal ist es grundlegend zu erkennen, dass jedes Individuum über einen einzigartigen Satz von Überzeugungen, Werten und Erfahrungen verfügt. Selbst innerhalb einer Kultur kann es große Unterschiede geben. Ein stereotyper oder verallgemeinernder Ansatz sollte daher vermieden werden. Stattdessen sollte eine Haltung des ständigen Lernens, des aktiven Zuhörens und der Offenheit eingenommen werden.

Der erste Schritt zu einer angemessenen Kommunikation ist die Selbstreflexion. Es ist von entscheidender Bedeutung, dass sich Angehörige der Gesundheitsberufe die Zeit nehmen, ihre eigenen Vorurteile, Werte und Überzeugungen zu erkennen, um ungewollte Projektionen auf den Patienten zu vermeiden. Es ist auch von Vorteil, sich regelmäßig in kultureller Kompetenz zu schulen und sich über die Nuancen und Feinheiten, die jeder Kultur eigen sind, zu informieren.

Ein weiterer entscheidender Aspekt ist die Beherrschung der Sprache. Wenn der Patient die Sprache der Pflegekraft nicht fließend spricht, kann der Einsatz von professionellen

Dolmetschern von unschätzbarem Wert sein. Dabei geht es nicht nur um die Übersetzung von Wörtern, sondern auch von Nuancen, Emotionen und Absichten. So wird sichergestellt, dass der Patient die Informationen und Empfehlungen vollständig versteht und sich gleichzeitig gehört und respektiert fühlt.

Bei medizinischen Eingriffen ist es von größter Wichtigkeit, die kulturellen Überzeugungen des Patienten zu berücksichtigen. Beispielsweise könnten einige Kulturen Vorbehalte gegenüber bestimmten chirurgischen Eingriffen oder Bluttransfusionen haben. In solchen Fällen kann durch eine offene und respektvolle Diskussion mit dem Patienten und seiner Familie oft ein Kompromiss oder eine für alle Seiten akzeptable Alternative gefunden werden.

Auch Rituale und kulturelle Praktiken können sich darauf auswirken, wie ein Patient versorgt werden möchte. Manche Menschen legen vielleicht Wert auf Gebete oder Rituale vor einer Behandlung, während andere vielleicht bestimmte Ernährungsvorlieben haben. Diese Elemente zu berücksichtigen und so weit wie möglich in den Pflegeplan einzubeziehen, stärkt das Vertrauen und die Akzeptanz des Patienten.

Die Anpassung der Kommunikation und der Interventionen an die kulturelle Vielfalt ist eine Reise, eine kontinuierliche Erkundung der Tiefen der Menschheit. Es ist eine Verpflichtung zu exzellenter Pflege, ein Versprechen, jeden Patienten nicht als Kästchen zum Abhaken zu sehen, sondern als einzigartiges Individuum mit seinen eigenen Bedürfnissen, Sehnsüchten und Geschichten.

Ressourcen und Schulungen
für eine Übernahme kulturell kompetent

In der weiten Welt der Gesundheitsfürsorge ist eine kulturell kompetente Betreuung schnell zu einer Notwendigkeit geworden. Kliniker, die die Überzeugungen, Werte und kulturellen Traditionen ihrer Patienten verstehen und respektieren, sind besser dafür gerüstet, eine qualitativ hochwertige Pflege zu leisten und eine vertrauensvolle Beziehung aufzubauen. Glücklicherweise gibt es zahlreiche Ressourcen und Schulungen, die diese wichtige Kompetenz stärken sollen. Schauen wir uns einige dieser Möglichkeiten für eine kultursensible Pflege an.

- Spezialisierte Ausbildungen in kultureller Kompetenz :
    - Viele Institute und Universitäten bieten Module oder Programme an, die sich der Ausbildung in kultureller Kompetenz widmen. Diese Kurse zielen in der Regel darauf ab, Gesundheitsfachkräften Werkzeuge an die Hand zu geben, mit denen sie kulturelle Hindernisse erkennen und überwinden sowie eine effektive Kommunikation mit Patienten unterschiedlicher Herkunft entwickeln können.
- Seminare und Workshops :
    - Die Teilnahme an Workshops oder Seminaren, die von Berufsverbänden oder Fachgruppen organisiert werden, kann eine hervorragende Möglichkeit sein, praktische Kenntnisse zu bestimmten Themen im Zusammenhang mit kultureller Vielfalt zu erwerben.
- Leitfäden und Handbücher :
    - Es gibt zahlreiche Handbücher, die detaillierte Einblicke in die verschiedenen Kulturen, ihre Überzeugungen zur Gesundheit, ihre Praktiken und ihre Erwartungen an das Pflegepersonal

bieten. Diese Ressourcen sind von unschätzbarem Wert, wenn es darum geht, die spezifischen Bedürfnisse der einzelnen kulturellen Gruppen zu antizipieren und zu verstehen.

- Mentoring-Programme :
    - Einen Mentor mit Expertise in kultureller Kompetenz zu finden, kann personalisiertes Lernen bieten. Mentoring ermöglicht einen direkten Austausch von Erfahrungen, Herausforderungen und Lösungen im Bereich der kulturkompetenten Betreuung.
- Online-Ressourcen :
    - Mit der Verbreitung digitaler Technologien sind mittlerweile zahlreiche E-Learning-Module verfügbar. Diese E-Learnings bieten oft eine Flexibilität, die es Berufstätigen ermöglicht, sich in ihrem eigenen Tempo weiterzubilden.
- Netzwerke und Verbände :
    - Es kann von Vorteil sein, sich Verbänden anzuschließen, die sich der multikulturellen Gesundheit widmen, oder Netzwerken von Fachleuten mit verstärkter kultureller Sensibilität beizutreten. Diese Plattformen fördern den Austausch von Informationen, Strategien und bewährten Verfahren.
- Interkultureller Austausch :
    - Austauschprogramme können ein direktes Eintauchen in eine andere Kultur bieten, wodurch ein tiefes Verständnis und eine Wertschätzung der kulturellen Nuancen ermöglicht werden.
- Interaktionen mit lokalen Gemeinschaften :
    - Die Teilnahme an Gemeinschaftsveranstaltungen, Diskussionsgruppen oder Foren ermöglicht es, sich direkt mit verschiedenen kulturellen

Gruppen zu verbinden, sich ihre Anliegen anzuhören und ihre Bedürfnisse zu verstehen.

Das Streben nach einer kulturell kompetenten Pflege ist eine kontinuierliche Verpflichtung. Sie erfordert Offenheit, Lernbereitschaft und Leidenschaft, um jedem Patienten unabhängig von seinem kulturellen Erbe die bestmögliche Versorgung zukommen zu lassen. Mithilfe der verfügbaren Ressourcen und Schulungen können Gesundheitsfachkräfte ihre Praktiken ausrüsten und bereichern, um den Bedürfnissen aller Menschen in unserer vielfältigen Welt gerecht zu werden.

Kapitel 14:
AUSBILDUNG UND MENTORING

Wege der beruflichen Entwicklung in der Onkologie

Das Fachgebiet der Onkologie bietet eine Fülle von Möglichkeiten für Gesundheitsfachkräfte, die sich beruflich weiterentwickeln möchten. Als dynamisches und sich ständig weiterentwickelndes Fachgebiet bietet die Onkologie nicht nur die Möglichkeit, klinische Kenntnisse und Fähigkeiten zu vertiefen, sondern auch verschiedene Rollen und Verantwortlichkeiten zu erkunden, je nach den individuellen Bestrebungen. Hier ein Überblick über die verschiedenen Wege der beruflichen Entwicklung, die in der Onkologie zur Verfügung stehen :

* Spezialisierung auf den onkologischen Teilbereich :
    * **Medizinische Onkologie**: konzentriert sich auf die Chemotherapie und andere medikamentöse Behandlungen.
    * **Chirurgische Onkologie**: konzentriert sich auf chirurgische Eingriffe zur Entfernung von Tumoren.
    * **Radiologische Onkologie oder Strahlentherapie**: Spezialisierung auf die Behandlung von Krebs mit Strahlen.
    * **Pädiatrische Onkologie**: Behandlung von Krebserkrankungen bei Kindern und Jugendlichen.
* Krankenpfleger mit Spezialisierung auf Onkologie :
    * Mit einer zusätzlichen Ausbildung kann ein Krankenpfleger zum klinischen Fachkrankenpfleger werden, der eine entscheidende Rolle bei der Bewertung,

Planung und Umsetzung der onkologischen Versorgung spielt.

- Forschung in der Onkologie :
  - Für diejenigen, die sich für Wissenschaft und Innovation begeistern, kommt eine Karriere in der onkologischen Forschung in Frage. Dies kann klinische Studien, translationale Forschung oder Grundlagenforschung beinhalten.
- Management und Verwaltung :
  - Die Rollen eines Managers oder Verwalters in der Onkologie beinhalten die Überwachung von Betriebsabläufen, die Verwaltung von Humanressourcen und die Gewährleistung der Qualität der Pflege.
- Bildung und Ausbildung :
  - Wenn Sie Erzieher oder Ausbilder in der Onkologie werden, können Sie die nächste Generation von Gesundheitsfachkräften ausbilden, sei es durch Fortbildungen, Seminare oder in akademischen Einrichtungen.
- Genetische Beratung in der Onkologie :
  - Mit dem Aufstieg der personalisierten Medizin spielen genetische Berater eine Schlüsselrolle bei der Identifizierung genetischer Krebsrisiken und beraten Patienten und ihre Familien.
- Palliativmedizin und unterstützende Pflege :
  - Diese Spezialisierung konzentriert sich auf die Lebensqualität der Patienten und behandelt Schmerzen, Symptome und Stress, die mit Krebs einhergehen.
- Psycho-Onkologie :
  - Die Psychoonkologie befasst sich mit den psychologischen Aspekten von Krebs und bietet emotionale Unterstützung und therapeutische Interventionen für Patienten und ihre Angehörigen.

- Onkologische Pharmazie :
  - Auf Onkologie spezialisierte Apotheker spielen eine wesentliche Rolle bei der Verwaltung von Arzneimitteln, der Beratung zu Arzneimittelwechselwirkungen und der Patientenaufklärung.
- Beratung und Advocacy :
  - Einige Berufstätige entscheiden sich für eine Tätigkeit als Berater, die zu bestimmten Aspekten der Onkologie beraten, oder als Verfechter von Patientenrechten, die sich für eine Verbesserung der Politik und Praxis im Bereich Krebs einsetzen.

Die Onkologie als medizinisches Feld bietet eine beeindruckende Bandbreite an Möglichkeiten für Fachkräfte, die ihren Horizont erweitern, ihre Fähigkeiten vertiefen und einen bedeutenden Unterschied im Leben ihrer Patienten machen möchten. Jeder Weg bietet seine eigenen Herausforderungen und Belohnungen, aber alle sind durch ein gemeinsames Ziel vereint: die Verbesserung der Krebsbehandlung und der Lebensqualität der Patienten.

Die Bedeutung von Mentoring für neue Berufstätige

Der Übergang vom Studentenstatus zum Berufsleben ist eine faszinierende Reise, die oft mit Unsicherheiten, Entdeckungen und unerwarteten Herausforderungen verbunden ist. Für neue Berufstätige aller Fachrichtungen kann der Übergang sowohl aufregend als auch verwirrend sein. Hier kommt die wertvolle Rolle des Mentors zum Tragen, der ein Kompass für diejenigen ist, die sich in die weite Berufswelt wagen.

Im Mittelpunkt des Mentorings steht die Beziehung zwischen Mentor und Mentee. Es ist eine dynamische Beziehung, die auf Vertrauen, Anleitung und Erfahrungsaustausch beruht. Der Mentor, häufig eine erfahrene Fachkraft, bietet nicht nur Fachwissen, sondern auch kluge Ratschläge, praktische Tipps und vor allem eine Perspektive, die auf jahrelanger Praxis und Erfahrungen beruht.

Die Bedeutung von Mentoring beruht auf mehreren wesentlichen Säulen:

- **Schnelleres Lernen**: Mithilfe von Mentoring können neue Fachkräfte häufige Fehler vermeiden, die Nuancen ihres Berufs schneller verstehen und von Anfang an die besten Praktiken anwenden. Es geht weniger darum, das Rad neu zu erfinden, als vielmehr darum, die gesammelten Erfahrungen zu nutzen, um effektiv voranzukommen.
- **Stärkung des Selbstvertrauens**: Sich in ein unbekanntes Gebiet zu wagen, kann Zweifel und Unsicherheiten hervorrufen. Die Unterstützung durch einen Mentor gibt dem Mentee Sicherheit und ermutigt ihn, die Initiative zu ergreifen, Fragen zu stellen und sein berufliches Selbstvertrauen aufzubauen.
- **Berufliches Netzwerk**: Ein guter Mentor kann den Mentee auch in ein berufliches Netzwerk einführen und so Türen zu neuen Möglichkeiten, Kooperationen und Karrierefortschritten öffnen.
- **Persönliche Entwicklung**: Neben den beruflichen Kompetenzen kann das Mentoring auch eine Schlüsselrolle bei der persönlichen Entwicklung des Mentees spielen. Dabei kann es darum gehen, zu lernen, wie man mit Stress umgeht, wie man Beruf und Privatleben in Einklang bringt oder wie man Führungsqualitäten entwickelt.

- **Konstruktives Feedback**: Einer der wertvollsten Aspekte des Mentorings ist die Fähigkeit des Mentors, ehrliches und wohlwollendes Feedback zu geben, das dem Mentee dabei hilft, seine Stärken und Verbesserungsbereiche zu erkennen.
- **Fortbestand der Kompetenzen**: Mentoring gewährleistet auch die Weitergabe von Fähigkeiten und Wissen von einer Generation zur nächsten und garantiert so die Kontinuität und Weiterentwicklung des beruflichen Know-hows.

Mentoring ist weit mehr als nur berufliche Anleitung. Es ist eine bereichernde Partnerschaft, die neue Berufstätige formt, inspiriert und zu Höhenflügen ansport, die sie vielleicht für unerreichbar gehalten hätten. Wenn wir in Mentoring investieren, investieren wir nicht nur in die Zukunft eines Einzelnen, sondern auch in den Fortbestand und die Exzellenz eines ganzen Berufsstandes.

Weiterbildung und Möglichkeiten der Spezialisierung

In der sich ständig verändernden Welt des Gesundheitswesens, der Technologie und der Wissenschaft ist es nicht nur für die berufliche Kompetenz unerlässlich, auf dem neuesten Stand zu bleiben, sondern auch ein ethisches Gebot. Weiterbildung und Spezialisierungsmöglichkeiten spielen eine zentrale Rolle, um dieser Notwendigkeit gerecht zu werden.

Weiterbildung ist weit mehr als nur die Aktualisierung von Wissen. Sie ist eine Verpflichtung zu Spitzenleistungen, ein Durst nach ständiger Verbesserung und eine Anerkennung der Tatsache, dass das Lernen nie aufhört, egal wie lange man schon dabei ist oder wie viel Fachwissen man in einem bestimmten Bereich besitzt. Sie bietet Fachkräften :

- **Aktualisierung der Kompetenzen**: Angesichts des technologischen Fortschritts, neuer Forschungsergebnisse und regulatorischer Änderungen ist es unerlässlich, die eigenen Kompetenzen regelmäßig zu aktualisieren, um die bestmögliche Pflege und Betreuung zu gewährleisten.
- **Berufliche Rehabilitation**: Die berufliche Weiterbildung ermöglicht es Fachkräften, ihren beruflichen Werdegang anzupassen oder neu auszurichten, um auf veränderte Marktanforderungen oder persönliche Interessen zu reagieren.
- **Networking**: Die Teilnahme an Schulungen, Seminaren oder Workshops ist auch eine wertvolle Gelegenheit, sich zu vernetzen, Ideen auszutauschen und mit Gleichaltrigen und Experten aus verschiedenen Bereichen zusammenzuarbeiten.
- **Akkreditierung und Zertifizierung**: In vielen Bereichen ist Weiterbildung eine Voraussetzung für die Aufrechterhaltung der Akkreditierung, Lizenzierung oder Zertifizierung und sichert so die Glaubwürdigkeit und berufliche Anerkennung.

Spezialisierungsmöglichkeiten hingegen ermöglichen es Fachkräften, ihre Fähigkeiten in bestimmten Nischen oder Interessengebieten zu vertiefen. Dies hat mehrere Vorteile:

- **Umfassendes Fachwissen**: Durch eine Spezialisierung erwirbt man ein ausgeprägtes Fachwissen, was zu einer Anerkennung als Experte auf dem jeweiligen Gebiet führen kann.
- **Karrieremöglichkeiten**: Spezialisten werden oft für bestimmte Positionen, Beratungen oder Führungsrollen gesucht.
- **Bedeutende Beiträge**: Mit einer Spezialisierung können Fachkräfte einen bedeutenden Beitrag zum Fortschritt in ihrem Bereich leisten, sei es durch Forschung, Innovation oder Bildung.

Schließlich ist zu betonen, dass Weiterbildung und Spezialisierung keine linearen Pfade sind. Fortbildungsmöglichkeiten können zu neuen Spezialisierungen inspirieren und umgekehrt. Es ist eine Reise des kontinuierlichen Lernens, die Leidenschaft, Hingabe und die Verpflichtung zu Spitzenleistungen widerspiegelt. In einer sich schnell verändernden Welt ist das Umarmen von Weiterbildungs- und Spezialisierungsmöglichkeiten nicht nur eine Notwendigkeit, sondern ein Privileg, das die Karriere, die Professionalität und letztlich die Qualität der der Gesellschaft angebotenen Dienstleistungen bereichert.

Kapitel 15:
LOGISTISCHE HERAUSFORDERUNGEN UND ORGANISATORISCHEN

Die Verwaltung von Dienstplänen und Patientenströme

Im medizinischen Bereich, insbesondere in der Onkologie, ist die effektive Verwaltung von Terminplänen und Patientenströmen entscheidend für eine optimale Pflegeleistung. Sie beeinflusst nicht nur die Zufriedenheit und das Wohlbefinden der Patienten, sondern auch die Produktivität des Behandlungsteams. Dieses Gleichgewicht, das oft schwierig zu erreichen ist, erfordert einen strukturierten, flexiblen und patientenzentrierten Ansatz.

Die Planung als solche gleicht einer komplexen Choreografie. Sie berücksichtigt :
*   **Prognosen**: Analysieren Sie historische Daten, um den Andrang vorherzusagen, und berücksichtigen Sie dabei saisonale Schwankungen, Wochentage und mögliche Epidemien oder Notfälle.
*   **Flexibilität**: Schnelle Anpassung der Ressourcen, sei es Personal, verfügbare Räume oder Material, an sich ändernde Bedürfnisse.
*   **Priorisierung**: Identifizierung von Patienten, die dringend versorgt werden müssen, im Vergleich zu Patienten, die warten können, ohne die Qualität der Versorgung zu beeinträchtigen.

Der **Patientenfluss** hingegen bezieht sich auf die Art und Weise, wie sich die Patienten durch die verschiedenen Phasen ihrer Versorgung bewegen. Ein effektives Management beinhaltet :

- **Begrüßung**: Sicherstellung eines herzlichen und informativen Empfangs bei der Ankunft, wodurch der Stress des Patienten verringert und der erste Schritt auf seinem Weg erleichtert wird.
- **Orientierung**: Patienten effektiv an die richtigen Abteilungen oder Spezialisten weiterleiten, um Wartezeiten zu minimieren.
- **Koordination**: Sicherstellen, dass alle an der Versorgung eines Patienten beteiligten Fachkräfte - Krankenpfleger, Ärzte, Techniker etc. - informiert und synchronisiert sind.
- **Nachsorge**: Sicherstellen, dass jeder Patient die Informationen erhält, die er für die nächsten Schritte benötigt, sei es ein weiterer Termin, ein Krankenhausaufenthalt oder die Nachsorge zu Hause.

Darüber hinaus können **moderne Technologien, wie** elektronische Terminverwaltungssysteme und Telekommunikationsanwendungen, bei der Optimierung dieser Prozesse helfen und für mehr Übersichtlichkeit und Flexibilität sorgen.

Es ist jedoch von grundlegender Bedeutung, sich daran zu erinnern, dass hinter jedem Termin, jeder Planung und jedem Ablauf ein Patient steht - ein Mensch mit seinen Sorgen, Hoffnungen und Bedürfnissen. Der Schlüssel zu einem erfolgreichen Management liegt im Gleichgewicht zwischen betrieblicher Effizienz und Mitgefühl, das sicherstellt, dass jeder Patient nicht nur als Nummer behandelt wird, sondern als einzigartiges Individuum, das Respekt, Aufmerksamkeit und eine gute Pflege verdient.

Technologische Innovationen bei der Verwaltung von Onkologieabteilungen

Die Technologie schreitet mit rasender Geschwindigkeit voran, und der medizinische Sektor, insbesondere die Onkologie, ist von dieser Revolution nicht ausgenommen. Diese Fortschritte beschränken sich nicht nur auf die Behandlung, sondern verändern auch die Art und Weise, wie onkologische Dienste verwaltet werden, und schaffen eine bessere Koordination, Effizienz und verbesserte Versorgung für die Patienten.

- **Elektronische Gesundheitsakten (EMR)** : Der Übergang von Papierakten zu elektronischen Systemen hat den schnellen Zugriff auf Patienteninformationen, den Austausch zwischen Spezialisten und die ständige Aktualisierung erleichtert. Sie ermöglichen eine koordinierte und personalisierte Behandlung, indem sie doppelte Untersuchungen oder Wechselwirkungen von Medikamenten vermeiden.
- **Telemedizin:** Dank virtueller Konsultationen können Patienten das Fachwissen von Spezialisten in Anspruch nehmen, auch wenn sie geografisch weit entfernt sind. Dies ist besonders für diejenigen von Vorteil, die in ländlichen Gebieten leben oder Schwierigkeiten haben, sich fortzubewegen.
- **Fortschrittliche medizinische Bildgebung:** Innovationen wie die Positronen-Emissions-Tomographie (PET) und die multiparametrische Magnetresonanztomographie liefern genauere Bilder und erleichtern die Früherkennung und Nachsorge von Tumoren.
- **Künstliche Intelligenz (KI):** KI kann bei der schnellen Analyse großer Datenmengen helfen und so

die Diagnose, die Vorhersage von Risiken und sogar die Planung von Behandlungen erleichtern. Algorithmen können Nuancen in medizinischen Bildern erkennen, die für das bloße Auge oft unsichtbar sind.

- **Tragbare Technologien und Gesundheitsanwendungen**: Verbundene Uhren, Armbänder und andere Geräte können Parameter wie Herzschlag, Sauerstoffgehalt des Blutes oder Temperatur in Echtzeit überwachen. Diese Daten, die an Gesundheitsfachkräfte weitergeleitet werden, können dabei helfen, Komplikationen vorherzusehen und zu bewältigen.
- **Plattformen für die integrierte Versorgung**: Diese Systeme erleichtern die Kommunikation zwischen allen an einem onkologischen Behandlungspfad beteiligten Personen - Chirurgen, Onkologen, Radiologen, Krankenpflegern etc. - die eine umfassende und koordinierte Versorgung gewährleisten.
- **Planungs- und Simulationssysteme**: In Bereichen wie der Strahlentherapie ermöglicht fortschrittliche Software die Simulation der Behandlung, um die auf den Tumor abgegebene Dosis zu optimieren und gleichzeitig das gesunde Gewebe zu schonen.
- **Virtuelle Schulungen und Simulationen**: Virtuelle und erweiterte Realitäten bieten Fachkräften Plattformen, um zu trainieren, Eingriffe oder technische Gesten zu simulieren und sich mit komplexen Situationen ohne Risiko für den Patienten vertraut zu machen.

Trotz all dieser technologischen Fortschritte ist es von entscheidender Bedeutung, sich vor Augen zu halten, dass die Technologie ein Werkzeug im Dienste des Menschen ist. Sie muss auf ethische Weise eingesetzt werden, wobei der Datenschutz gewährleistet sein muss und der Patient im Mittelpunkt aller Entscheidungen stehen muss. Die Kombination aus menschlichen Fähigkeiten und technologischen Innovationen ist der Schlüssel zur Gestaltung der Zukunft der Onkologie.

Die Koordination mit anderen Diensten und medizinische Fachrichtungen

Die Onkologie erfordert aufgrund ihrer komplexen und multidimensionalen Natur eine enge Zusammenarbeit mit verschiedenen medizinischen Abteilungen und Fachgebieten. Dieses Zusammenspiel gewährleistet eine umfassende Betreuung des Patienten, die sowohl seinen medizinischen Bedürfnissen als auch seiner Lebensqualität gerecht wird.

- **Chirurgie**: Häufig erfordert die Krebsbehandlung einen chirurgischen Eingriff, um einen Tumor zu entfernen. Eine enge Zusammenarbeit mit der chirurgischen Abteilung sorgt für einen fließenden Übergang von der Diagnose zur Operation und dann zur Genesung und Nachsorge.
- **Radiologie**: Radiologen spielen eine zentrale Rolle bei der Diagnose, der Überwachung von Tumoren und der Planung von Behandlungen. Mithilfe bildgebender Verfahren können Größe, Lage und Verlauf von Tumoren beurteilt werden.
- **Hämatologie**: Bei Blutkrebsarten wie Leukämie oder Lymphomen ist die Interaktion mit Hämatologen entscheidend, um Behandlungsprotokolle zu erstellen und zu überwachen.
- **Pathologie**: Pathologen analysieren Gewebeproben, um die Bösartigkeit von Zellen zu bestätigen und die genaue Krebsart zu definieren - Informationen, die für die Bestimmung der geeigneten Behandlung entscheidend sind.

- **Apotheke** : Die Zusammenarbeit mit Apothekern stellt sicher, dass Medikamente, insbesondere chemotherapeutische Wirkstoffe, korrekt verabreicht werden, wobei Wechselwirkungen zwischen Medikamenten überwacht und Nebenwirkungen gehandhabt werden.
- **Palliativmedizinische Versorgung** : Wenn sich der Krebs in einem fortgeschrittenen Stadium befindet, liegt der Schwerpunkt auf der Linderung von Symptomen und der Verbesserung der Lebensqualität, was eine enge Zusammenarbeit mit den Palliativteams erfordert.
- **Psychologie und Psychiatrie**: Der Kampf gegen den Krebs ist ebenso mental wie körperlich. Psychologen und Psychiater bieten Patienten und ihren Familien emotionale Unterstützung und helfen ihnen dabei, mit krankheitsbedingten Ängsten, Depressionen oder Stress umzugehen.
- **Ernährung**: Die Ernährung spielt eine Schlüsselrolle für das Wohlbefinden von Krebspatienten. Eine Zusammenarbeit mit Ernährungswissenschaftlern hilft dabei, häufige Ernährungsherausforderungen wie Appetitlosigkeit oder Übelkeit anzugehen.
- **Physiotherapie und Rehabilitation**: Nach einer Operation oder einer schweren Behandlung benötigen Patienten möglicherweise eine Rehabilitation, um ihre Mobilität oder Funktionalität wiederzuerlangen, wodurch die Zusammenarbeit mit Physiotherapeuten von entscheidender Bedeutung wird.
- **Soziale Dienste**: Sie unterstützen Patienten und ihre Familien bei nichtmedizinischen Herausforderungen, sei es in Bezug auf Logistik, Finanzen oder den Zugang zu medizinischer Versorgung.
- **Andere Fachgebiete**: Je nach Art und Ort des Krebses können andere Fachärzte beteiligt sein, z. B. Gastroenterologen, Lungenärzte, Endokrinologen usw.

Die Koordination zwischen diesen verschiedenen Abteilungen erfordert offene Kommunikationskanäle, regelmäßige multidisziplinäre Konferenzen und gemeinsame Krankenakten. Es ist dieser integrierte und ganzheitliche Ansatz, der sicherstellt, dass jeder Patient die bestmögliche Versorgung erhält, die auf seine spezifischen Bedürfnisse zugeschnitten ist.

Kapitel 16:
DIE AUSWIRKUNGEN
DER TECHNOLOGIE IN DER ONKOLOGIE

Die Entstehung der Telemedizin und ihre Auswirkungen

Telemedizin ist eine Revolution in der Art und Weise, wie medizinische Versorgung geleistet wird. Dabei werden Informations- und Kommunikationstechnologien eingesetzt, um Konsultationen aus der Ferne, oft in Echtzeit, anzubieten. In der Onkologie, wie auch in vielen anderen Bereichen der Medizin, bietet die Telemedizin eine Vielzahl von Vorteilen, bringt aber auch einige Herausforderungen mit sich.

- **Verbesserter Zugang zur Gesundheitsversorgung**: Durch Telemedizin können Patienten, die in abgelegenen Gebieten leben, wo der Zugang zu Onkologie-Spezialisten möglicherweise eingeschränkt ist, qualitativ hochwertige Beratungen und Nachsorgeuntersuchungen erhalten, ohne über weite Strecken reisen zu müssen. Dies reduziert die Kosten, die Reisezeit und den mit Arztbesuchen verbundenen Stress.
- **Echtzeitüberwachung**: Die Technologien ermöglichen eine kontinuierliche Überwachung der Patienten, insbesondere derjenigen, die zu Hause behandelt werden. Vernetzte Geräte können Vitaldaten übertragen, sodass das Gesundheitspersonal bei Problemen schnell handeln kann.
- **Einsparungen für das Gesundheitssystem**: Da weniger persönliche Termine notwendig sind, sinken die Kosten, die mit Krankenhausbesuchen verbunden

sind. Darüber hinaus kann die frühzeitige Behandlung von Komplikationen durch Telemedizin teure Krankenhausaufenthalte verhindern.

- **Ausbildung und Mentoring** : Gesundheitsfachkräfte können von Fernschulungen, Webinaren und Mentoring profitieren, wodurch der Zugang zu Fachwissen und Bildungsressourcen erweitert wird.
- **Technologische Herausforderungen**: Obwohl die Telemedizin viele Vorteile bietet, erfordert sie auch eine robuste technologische Infrastruktur. In ländlichen oder unterentwickelten Gebieten fehlt es möglicherweise an einer angemessenen Konnektivität, wodurch die Vorteile der Telemedizin eingeschränkt werden.
- **Datenschutzfragen**: Die Übertragung sensibler medizinischer Daten über das Internet stellt Herausforderungen an die Sicherheit und den Datenschutz. Es muss unbedingt sichergestellt werden, dass die Patienteninformationen vor Datenverletzungen geschützt sind.
- **Zwischenmenschliche Komplexität**: Der Kontakt von Angesicht zu Angesicht spielt eine entscheidende Rolle für den Aufbau von Vertrauen zwischen dem Patienten und dem Angehörigen der Gesundheitsberufe. Durch die Telemedizin kann diese Beziehung weniger persönlich werden, was die Qualität der Kommunikation beeinträchtigen kann.
- **Regulatorische Entwicklungen**: Mit dem Aufstieg der Telemedizin mussten viele Länder und Regionen Vorschriften anpassen oder schaffen, um diese neue Form der Gesundheitsversorgung zu regeln. Dazu gehören die Legitimität von Fernkonsultationen, der Versicherungsschutz und Fragen zur Lizenzierung von Ärzten, die grenzüberschreitend praktizieren.
- **Integration in Arbeitsabläufe**: Die Integration der Telemedizin in die aktuellen Arbeitsabläufe in

Krankenhäusern erfordert Schulung und Anpassung, sowohl für das Gesundheitspersonal als auch für die Patienten.

Das Aufkommen der Telemedizin in der Onkologie bietet eine spannende Möglichkeit, den Zugang zur Versorgung zu verbessern und die Patientenversorgung zu modernisieren. Es ist jedoch von entscheidender Bedeutung, mit Bedacht zu navigieren, die Qualität der Versorgung zu wahren und die anstehenden Herausforderungen anzugehen.

Technologische Hilfsmittel im Dienste des Patienten

Das digitale Zeitalter hat eine Welle von Innovationen im medizinischen Bereich mit sich gebracht, die die Patientenversorgung effizienter, persönlicher und zugänglicher machen. In der Onkologie haben diese Fortschritte erhebliche Auswirkungen, nicht nur auf die Diagnose und Behandlung, sondern auch auf die Art und Weise, wie Patienten ihren medizinischen Weg erleben. Schauen wir uns an, wie diese technologischen Hilfsmittel heute dem Patienten in der Onkologie dienen :

- **Spezielle mobile Anwendungen** : Es wurden zahlreiche Apps entwickelt, die Patienten dabei helfen, ihre Behandlung zu überwachen, Arzttermine zu verwalten, Symptome aufzuzeichnen oder sogar Informationen über ihre Erkrankung zu erhalten. Diese Apps bieten oft Erinnerungen an die Einnahme von Medikamenten, Tipps zum Umgang mit Nebenwirkungen und einen Bereich, in dem Sie Fragen notieren können, die Sie bei Arztbesuchen stellen möchten.

- **Patientenportale** : Diese Online-Plattformen ermöglichen es Patienten, auf ihre Krankenakten zuzugreifen, direkt mit ihrem Behandlungsteam zu kommunizieren, Untersuchungsergebnisse einzusehen und Termine zu planen. Dies stärkt das Gefühl der Autonomie und Kontrolle für den Patienten.
- **Vernetzte Geräte**: Ob zur Überwachung der Vitalzeichen, des Glukosespiegels oder anderer Parameter - Wearables und andere vernetzte Geräte bieten eine Echtzeitüberwachung, die es ermöglicht, Komplikationen vorherzusehen und schnell zu reagieren.
- **Virtuelle Realität**: Die virtuelle Realität, die in einigen Zentren eingesetzt wird, kann helfen, Patienten während langer oder unbequemer Behandlungen abzulenken. Sie kann auch ein therapeutisches Hilfsmittel sein, z. B. zur Bewältigung von Angstzuständen oder Schmerzen.
- **Telemedizin**: Wie bereits erwähnt, ermöglicht die Telemedizin Konsultationen aus der Ferne, was besonders für diejenigen von Vorteil ist, die weit entfernt von spezialisierten Zentren leben.
- **Künstliche Intelligenz** (KI): KI wird zunehmend eingesetzt, um bei der Interpretation von medizinischen Bildern zu helfen und so die Genauigkeit der Diagnose zu verbessern. Sie kann auch bei der Personalisierung von Behandlungen helfen, indem sie die Reaktion eines Patienten auf eine bestimmte Therapie vorhersagt.
- **Medizinische Chatbots**: Diese virtuellen Assistenten können häufig gestellte Fragen beantworten, Patienten durch die einzelnen Behandlungsschritte führen oder sogar Ratschläge zum Umgang mit Nebenwirkungen geben.
- **3D-Druck**: Ob zur Herstellung von maßgeschneiderten Prothesen oder zur 3D-

Modellierung eines Tumors vor einer Operation - der 3D-Druck hat in der Onkologie zahlreiche Anwendungsmöglichkeiten gefunden.

- Aufklärungs- **und Unterstützungsplattformen**: Viele spezielle Websites und Foren bieten Patienten eine Fülle von Informationen sowie eine unterstützende Gemeinschaft, in der sie ihre Erfahrungen austauschen und Ratschläge erhalten können.

Die Integration dieser Technologien in den Behandlungspfad des Onkologiepatienten hat nicht nur die Qualität und Wirksamkeit der Behandlung verbessert, sondern auch die aktive Rolle des Patienten in seiner eigenen Behandlung gestärkt. Es ist jedoch entscheidend, sicherzustellen, dass diese Werkzeuge auf ethische und sichere Weise eingesetzt werden, wobei das Interesse des Patienten stets an erster Stelle steht.

Zukunftsperspektiven : künstliche Intelligenz, virtuelle Realität und andere Innovationen

In der sich ständig verändernden Welt der Medizin, insbesondere in der Onkologie, spielen technologische Innovationen eine entscheidende Rolle. Diese Fortschritte versprechen, die Art und Weise der Pflege neu zu definieren, die Behandlung zu personalisieren und die Lebensqualität der Patienten zu verbessern. Werfen wir einen Blick auf einige dieser Zukunftsperspektiven, die bereits heute das Gesicht der modernen Onkologie prägen.

- Künstliche Intelligenz (KI) in der Onkologie :
  - **Frühdiagnose**: Mithilfe von KI könnte die Fähigkeit, Krebs in einem frühen Stadium zu erkennen, deutlich zunehmen. Algorithmen können medizinische Bilder mit extremer

Genauigkeit analysieren, die oftmals die Genauigkeit von Menschen übertrifft.

- **Vorhersage des Krankheitsverlaufs**: KI kann dabei helfen, zu modellieren, wie sich ein bestimmter Krebs entwickeln könnte, und so frühzeitigere Eingriffe ermöglichen.
- **Personalisierung von Behandlungen** : KI-basierte Systeme könnten vorhersagen, wie ein bestimmter Patient auf eine Behandlung reagieren wird, und so eine wirklich individualisierte Versorgung ermöglichen.
- Virtuelle und erweiterte Realität :
  - **Medizinische Ausbildung**: Chirurgen können komplexe onkologische Operationen in einer virtuellen Umgebung üben, bevor sie sie an echten Patienten durchführen.
  - **Schmerz- und Angstbewältigung**: Immersive Erlebnisse können helfen, die Aufmerksamkeit der Patienten von Schmerzen oder Stress während invasiver Verfahren oder Behandlungen abzulenken.
- Gen- und personalisierte Therapien :
  - Wenn man das Genom eines Patienten oder eines Tumors versteht, kann man maßgeschneiderte Behandlungen entwickeln, die gezielt auf die für Krebs verantwortlichen genetischen Anomalien abzielen.
- Nano-Medizin :
  - Mithilfe von Nanopartikeln können Medikamente gezielt eingesetzt und direkt in Krebszellen abgegeben werden, wodurch die Nebenwirkungen auf gesunde Zellen verringert werden.
- Robotik in der Chirurgie :
  - Assistierte Roboter können Operationen mit größerer Präzision durchführen, Schäden

an gesundem Gewebe minimieren und die Genesung beschleunigen.

- Bio-Druck :
  - Die Verwendung des 3D-Drucks zur Herstellung von biologischem Gewebe kann potenziell die Transplantation und den postoperativen Wiederaufbau in der Onkologie revolutionieren.
- Vernetzte Plattformen zur Patientenüberwachung :
  - Tragbare Geräte können die Vitalzeichen und andere Indikatoren kontinuierlich überwachen und ermöglichen so ein frühzeitiges Eingreifen bei Komplikationen.
- Fortgeschrittene Telemedizin :
  - Über die Fernkonsultationen hinaus könnte die Telemedizin auch ferngesteuerte, assistierte Verfahren umfassen, bei denen ein Spezialist einen lokalen Gesundheitsexperten bei Eingriffen anleitet.

Jede dieser Innovationen verspricht, die Onkologie zu verändern, neue Hoffnungen zu wecken und den Patienten eine bessere Lebensqualität zu bieten. Es ist jedoch von entscheidender Bedeutung, sich diesen Fortschritten mit Vorsicht zu nähern und sicherzustellen, dass die medizinische Ethik gewahrt bleibt und der Zugang zu neuen Technologien für alle Patienten unter allen Umständen gleichberechtigt ist.

Kapitel 17:
AUSBLICK AUF DIE ZUKUNFT

Innovationen in der Onkologie: was die Zukunft bringt

Die Onkologie, das medizinische Fachgebiet, das sich mit der Prävention, Diagnose, Behandlung und Überwachung von Krebs befasst, erlebt dank technologischer und wissenschaftlicher Innovationen eine große Revolution. Diese Fortschritte verschieben die Grenzen dessen, was wir für möglich hielten, und geben Millionen von Patienten auf der ganzen Welt neue Hoffnung. Lassen Sie uns auf die wichtigsten Innovationen eingehen, die die Zukunft der Onkologie bestimmen könnten.

*   Immuntherapie und gezielte Therapien :
    *   Gezielte Therapien, die auf bestimmte Genmutationen in den Krebszellen abzielen, bieten präzisere Behandlungen mit weniger Nebenwirkungen. Darüber hinaus hat die Immuntherapie, die das eigene Immunsystem des Patienten zur Bekämpfung des Krebses ankurbelt, vielversprechende Ergebnisse gezeigt, insbesondere bei traditionell resistenten Krebsarten.
*   Genomsequenzierung und personalisierte Medizin :
    *   Die Genomsequenzierung ermöglicht es, spezifische Mutationen, die in jedem Tumor vorkommen, zu identifizieren, was zu maßgeschneiderten Behandlungen führt, die für jeden einzelnen Patienten entwickelt werden. Dieser ultra-personalisierte Ansatz dürfte die Chancen auf eine erfolgreiche Behandlung erhöhen.

- Virtuelle Realität (VR) und Erweiterte Realität (AR) :
  - Diese Technologien können die Ausbildung von Chirurgen verbessern und bei der Planung komplexer Operationen helfen. Darüber hinaus bieten sie Werkzeuge zur Bewältigung von Schmerzen und Ängsten der Patienten, indem sie diese während der Behandlung in beruhigende Umgebungen versetzen.
- Künstliche Intelligenz (KI) und Machine Learning :
  - KI kann riesige Datensätze analysieren, um Muster zu erkennen, die für einen Menschen unmöglich zu erkennen wären. Dies kann die Diagnose, die Vorhersage des Krankheitsverlaufs und die Personalisierung der Behandlung verbessern.
- Gentherapien und CRISPR :
  - Therapien, die direkt auf die DNA oder RNA von Krebszellen abzielen, insbesondere mithilfe von Gen-Editing-Technologien wie CRISPR, könnten Heilungen für bestimmte Krebsarten bieten.
- Mikrobiom und Krebs :
  - Das wachsende Verständnis der Rolle des Mikrobioms (die Gesamtheit der Mikroorganismen in unserem Körper) bei Gesundheit und Krankheit könnte zu therapeutischen Ansätzen führen, die dieses Mikrobiom verändern, um Krebs zu bekämpfen.
- Nano-Medizin :
  - Nanopartikel können Medikamente gezielt ansteuern und direkt an die Krebszellen abgeben, was eine bisher unerreichte Genauigkeit bietet und Nebenwirkungen verringert.
- Kombinatorische Therapien :
  - Indem sie mehrere Behandlungen im Tandem anwenden, können Ärzte die Gesamtwirksamkeit erhöhen und die Wahrscheinlichkeit verringern, dass der Krebs eine Resistenz entwickelt.

- Innovationen in der Strahlentherapie :
    - Neue Techniken, wie die Protonentherapie, zielen mit größerer Präzision auf Tumore ab und minimieren die Schädigung des umliegenden gesunden Gewebes.
- Konnektivität und Fernpflege :
    - Telemedizin in Verbindung mit vernetzten Geräten zur Patientenüberwachung könnte eine ständige Überwachung und schnelle Intervention ermöglichen und gleichzeitig eine Versorgung in der häuslichen Umgebung des Patienten bieten.

Diese und andere Innovationen versprechen eine glänzende Zukunft für die Onkologie. Die größte Herausforderung wird darin bestehen, sicherzustellen, dass diese Fortschritte für alle zugänglich sind, unabhängig von ihrer geografischen oder sozioökonomischen Situation, und dass sie auf ethische und patientenzentrierte Weise in den Behandlungspfad integriert werden.

Der Platz des Krankenpflegers in der klinischen Forschung

Im Zentrum der Entwicklung der medizinischen Versorgung, an der Grenze zwischen Wissenschaft und Mitgefühl, steht die klinische Forschung, ein Bereich, in dem der Krankenpfleger nach und nach einen unbestreitbaren und grundlegenden Platz eingenommen hat. Historisch gesehen war der Krankenpfleger ein Beruf, der sich hauptsächlich der direkten Pflege widmete, doch er hat seine Flügel ausgebreitet, um die Herausforderungen und Möglichkeiten der klinischen Forschung zu erfassen und seine facettenreiche Rolle im medizinischen Panorama zu stärken.

Krankenpfleger stehen in direktem Kontakt mit den Patienten und sind oft das Gesicht der klinischen Forschung. Er ist derjenige, der den Patienten erklärt, beruhigt und ihn bei jedem Schritt einer klinischen Studie begleitet. Diese Nähe zum Patienten verleiht dem Krankenpfleger eine einzigartige Perspektive, die für die angemessene und ethisch vertretbare Durchführung der Studien von entscheidender Bedeutung ist. Es geht nicht nur darum, eine Behandlung zu verabreichen oder ein Protokoll genauestens zu befolgen, sondern auch darum, die Bedürfnisse und Reaktionen der Patienten zu verstehen und zu antizipieren, ihr Wohlbefinden und ihre Sicherheit zu gewährleisten.

Die Aufgabe des Krankenpflegers in der Forschung geht jedoch noch weiter. Über die Pflege hinaus spielt er eine Schlüsselrolle bei der Datensammlung und stellt sicher, dass jede Information genau, relevant und zuverlässig ist. Diese Zuverlässigkeit ist von entscheidender Bedeutung, da zukünftige medizinische Fortschritte auf diesen Daten basieren. Ihre akribischen Beobachtungen, ihre detaillierten Aufzeichnungen sind die Grundsteine für Entdeckungen, die die Gesundheitsversorgung für künftige Generationen verbessern werden.

Auch die klinische Forschung ist mit ethischen Herausforderungen gespickt. Und wieder einmal steht der Krankenpfleger an der Front. In ihrer Rolle als Interessenvertreter des Patienten müssen sie sicherstellen, dass die Einwilligung nicht nur informiert ist, sondern auch aus freien Stücken gegeben wird. Sie sorgen dafür, dass jeder Patient mit Würde, Respekt und Verständnis behandelt wird, und gewährleisten so die Integrität des gesamten Forschungsprozesses.

Schließlich tragen Krankenpfleger aktiv zur Gestaltung und Verbesserung von Forschungsprotokollen bei. Ihre praktische Erfahrung im Alltag, ihre Intuition und ihr pflegerisches Fachwissen können Anpassungen oder innovative Ansätze vorschlagen, die die Forschung effizienter oder humaner machen.

Es ist dieses Zusammenspiel von Kompetenz, Mitgefühl und Neugier, das Krankenpfleger zu einem wichtigen Pfeiler der klinischen Forschung macht. Indem sie diese Facette ihres Berufes aufgreifen, beweisen Krankenpfleger immer wieder, dass ihre Rolle weit über die direkte Pflege hinausgeht und sich bis ins Herz der medizinischen Innovation erstreckt.

Kontinuierliche berufliche Entwicklung

In der dynamischen und sich ständig verändernden Welt der Medizin, in der jeden Tag neue Entdeckungen, Techniken und Ansätze hervorgebracht werden, ist die berufliche Weiterbildung (Continuous Professional Development, CPD) nicht nur eine Wahlmöglichkeit, sondern eine zwingende Notwendigkeit. Für Krankenpfleger in der Onkologie, wie auch für alle anderen Gesundheitsfachkräfte, ist die berufliche Weiterbildung ein Garant für eine aktuelle, relevante und auf die Sicherheit und das Wohlergehen des Patienten ausgerichtete Praxis.

DPC ist eine Verpflichtung, ein Versprechen, das nicht nur gegenüber sich selbst als Fachkraft, sondern auch gegenüber Patienten, Kollegen und der Gesellschaft als Ganzes abgegeben wird. Es ist die Verpflichtung, nie aufzuhören zu lernen, sich anzupassen und sich zu verbessern, unabhängig davon, wie lange man schon im Beruf ist oder wie viel Erfahrung man hat.

Der Prozess der beruflichen Weiterbildung umfasst weit mehr als nur den Erwerb neuer Fähigkeiten oder Kenntnisse. Es handelt sich um einen ganzheitlichen

Ansatz, der auf die Verbesserung von Fähigkeiten, Einstellungen und Verhaltensweisen abzielt. Dazu gehören die Teilnahme an Schulungen, die Lektüre einschlägiger Artikel und Publikationen, der Besuch von Konferenzen, aber auch der Wissensaustausch mit Kollegen, die Reflexion der persönlichen Praxis und die entsprechende Anpassung.

Für den Krankenpfleger in der Onkologie bietet das DPC viele Vorteile:

- **Verbesserung der Patientenversorgung :** Indem sich der Krankenpfleger über die neuesten Entwicklungen und Empfehlungen auf dem Laufenden hält, kann er eine hochmoderne, evidenzbasierte Pflege anbieten und so die bestmöglichen Ergebnisse für seine Patienten sicherstellen.

- **Berufliche Entfaltung:** Das Beherrschen neuer Fähigkeiten, Techniken oder Kenntnisse stärkt das Selbstvertrauen und die Zufriedenheit am Arbeitsplatz und trägt dazu bei, Burnout zu verhindern.

- **Interdisziplinäre Zusammenarbeit:** Indem der Krankenpfleger sein Wissen teilt und von anderen Fachgebieten lernt, stärkt er die interprofessionellen Beziehungen und fördert so einen kollaborativen Ansatz in der Pflege.

- **Berufliche Anerkennung:** Die Demonstration eines Engagements für die berufliche Weiterbildung kann neue Karrieremöglichkeiten eröffnen, sei es in Führungspositionen, in der Lehre oder in der Forschung.

- **Anpassungsfähigkeit:** In einem medizinischen Umfeld, das sich mit rasender Geschwindigkeit verändert, gewährleistet eine proaktive berufliche Entwicklung eine bessere Vorbereitung auf künftige Veränderungen und Herausforderungen.

Die kontinuierliche berufliche Weiterentwicklung ist kein einfacher Weg; sie ist eine Reise, eine Geisteshaltung. Für den engagierten Krankenpfleger ist es ein Pakt, der jeden Tag erneuert werden muss, um im Dienste seiner Patienten und seiner Berufung das Beste zu geben.

Kapitel 18:
RESSOURCEN UND REFERENZEN

Organisationen und Berufsverbände

In der komplexen Welt der Medizin, insbesondere im Bereich der Onkologie, spielen Berufsverbände und -organisationen eine wichtige Rolle. Sie bieten ihren Mitgliedern Unterstützung, Ressourcen und Repräsentation und fungieren als Leuchttürme in der oftmals turbulenten Landschaft des Gesundheitswesens.

Berufsverbände haben eine unterschiedliche Reichweite, einige sind international ausgerichtet, andere konzentrieren sich auf nationale, regionale oder sogar fachspezifische Themen. Doch unabhängig von ihrer Größe oder ihrem Tätigkeitsbereich verfolgen sie gemeinsame Ziele:

- **Bildung und Ausbildung:** Sie bieten Weiterbildungsmöglichkeiten, Workshops, Konferenzen und Symposien an, um ihren Mitgliedern zu helfen, in ihrem Fachgebiet auf dem Laufenden zu bleiben.
- **Forschung:** Viele von ihnen unterstützen Studien und Forschungsarbeiten, um die Onkologie voranzubringen, oder führen diese direkt durch.
- **Advocacy:** Diese Organisationen vertreten ihre Mitglieder gegenüber Gesetzgebern, Regierungen und Entscheidungsträgern, indem sie sich für eine positive Politik einsetzen und die Rechte und Interessen von Angehörigen der Gesundheitsberufe und Patienten verteidigen.
- **Vernetzung:** Sie bieten Plattformen, auf denen Fachkräfte sich austauschen, zusammenarbeiten und ihre Erfahrungen und ihr Wissen teilen können.

- **Ressourcen:** Praxisleitfäden, Artikel, Newsletter und andere Materialien werden häufig zur Verfügung gestellt, um die Mitglieder in ihrer täglichen Praxis zu unterstützen.
- **Anerkennung:** Diese Verbände können Zertifizierungen oder Auszeichnungen anbieten und damit herausragende Leistungen und Fachwissen innerhalb des Berufsstandes anerkennen.

Einige ikonische Organisationen und Verbände im Bereich der Onkologie könnten umfassen:
- Die Europäische Organisation für Krebsforschung und -behandlung (EORTC)
- Die American Society of Clinical Oncology (ASCO)
- Die Französische Gesellschaft für Onkologie (Société française d'oncologie, SFO)
- Die International Society of Nurses in Cancer Care (ISNCC)

Für Onkologiepflegende kann ein aktives Engagement in diesen Organisationen eine Vielzahl von Vorteilen bieten, von der beruflichen Bereicherung bis hin zum Aufbau dauerhafter Beziehungen zu Kollegen aus der ganzen Welt. Indem diese Vereinigungen Einzelpersonen für ein gemeinsames Ziel zusammenbringen, stärken sie den Beruf als Ganzes und tragen so zur kontinuierlichen Verbesserung der Onkologiepflege bei.

Empfohlene Bücher und Publikationen

Für alle Angehörigen der Gesundheitsberufe, die sich in der komplexen Welt der Onkologie bewegen, ist die Fachliteratur eine unschätzbare Ressource. Sie bietet fundiertes Wissen, praktische Fallstudien, neue Entdeckungen und viele andere wichtige Informationen. Im Folgenden finden Sie eine Auswahl an Büchern und

Publikationen, die für Krankenpfleger in der Onkologie besonders empfehlenswert sind:

Grundlegende Werke :
- **"Onkologie für Krankenpfleger"** von Jeanne Phillips: Ein umfassendes Lehrbuch, das die Grundlagen der onkologischen Pflege abdeckt, von den biologischen Grundlagen von Krebs bis hin zu den Behandlungsansätzen.
- **"Praktischer Leitfaden für Krankenpfleger in der Onkologie"** von Laura Ollier: Eine unverzichtbare Ressource, die auf die Besonderheiten der Krankenpflegerrolle bei der Betreuung von Krebspatienten eingeht.
- **"Schmerzmanagement in der Onkologie"** von Marie-Claire Groheux: Dieses Buch befasst sich mit den Strategien zur Bewertung und Behandlung von Schmerzen bei onkologischen Patienten.

Fachzeitschriften :
- **"Journal of Clinical Oncology"**: Diese Zeitschrift wird von der American Society of Clinical Oncology herausgegeben und ist eine wichtige Quelle für Forschungsartikel, Reviews und Kommentare im Bereich der Onkologie.
- **"Cancer Nursing Practice"**: Mit dem Schwerpunkt auf der onkologischen Pflegepraxis befasst sich diese Zeitschrift mit den Herausforderungen und Fragen des Berufs, wobei Fallstudien und innovative Ansätze vorgestellt werden.

Ressourcen zu Kommunikation und Ethik :
- **"Difficult Conversations in Medicine"** von Elaine Stavert: Ein Leitfaden für die Navigation durch heikle Gespräche mit Patienten und ihren Familien, von Diagnoseankündigungen bis zur Planung der Pflege am Lebensende.
- **"Ethics in Oncology: A Practical Approach"** von Isabelle Martel: Dieses Buch befasst sich mit

ethischen Dilemmas, die häufig in der Onkologie auftreten, und schlägt Strategien vor, wie man mit ihnen umgehen kann.

Ressourcen zu Innovationen :

- **"Technologie und Innovation in der Onkologie"** von Sylvain Delafontaine: Eine Untersuchung der jüngsten technologischen Fortschritte in der Onkologie und ihrer Auswirkungen auf die klinische Praxis.

Praktische Leitfäden :

- **"Pharmakologie in der Onkologie:** Ein **Leitfaden für Krankenpfleger"** von Corinne Bruna: Ein Nachschlagewerk über die in der Onkologie verwendeten Medikamente, ihre Wirkungsmechanismen, Nebenwirkungen und ihre Verabreichung.

- **"Palliative Care in Oncology: Krankenpflegerischer Ansatz"** von Claire Deschamps: Ein umfassender Leitfaden zur Betreuung von Patienten in der Endphase ihres Lebens, der sich auf Komfort, Würde und Unterstützung konzentriert.

Jedes Buch und jede Publikation auf dieser Liste ist eine Goldgrube an Informationen, Ratschlägen und Fachwissen. Zusammen bieten sie einen umfassenden Überblick über die Onkologie und ermöglichen es Krankenpflegern, sich mit dem Wissen und den Fähigkeiten auszustatten, die sie benötigen, um ihren Patienten die bestmögliche Pflege zukommen zu lassen.

Web-Quellen
für eine kontinuierliche Aktualisierung

Da sich die Behandlungsmethoden und Protokolle in der Onkologie rasch verändern, ist es für Krankenpfleger und andere Angehörige der Gesundheitsberufe von entscheidender Bedeutung, auf dem Laufenden zu bleiben. Webquellen sind ein effektiver Weg, um auf die neuesten Nachrichten, Forschungsergebnisse und Empfehlungen zuzugreifen. Hier ist eine Liste vertrauenswürdiger Webquellen für eine ständige Aktualisierung in der Onkologie :

- Berufsverbände und Forschungsinstitute :
  - American Society of Clinical Oncology (ASCO) : www.asco.org
  - Eine führende Organisation, die regelmäßig Empfehlungen, Leitlinien und Aktualisierungen zu onkologischen Behandlungen herausgibt.
  - World Health Organization (WHO) - Cancer section : www.who.int
  - Informationen über die Prävalenz von Krebs, die globale Politik und die Richtlinien für die Gesundheitsversorgung.
  - Institut National du Cancer (INCa) : www.e-cancer.fr
  - Bietet Ressourcen, Studien und Nachrichten zum Thema Krebs in Frankreich.
- Berufsforen und Communities :
  - Oncology Nursing Society (ONS) : www.ons.org
  - Eine Plattform für Krankenpfleger in der Onkologie, die Schulungen,

Nachrichten und ein Forum zum Austausch mit Gleichgesinnten bietet.

- **Cancer Care** : www.cancercare.org
- Bietet Webinare, Schulungen und Ressourcen für Berufstätige.
- Zeitschriften- und Forschungsportale :
  - **PubMed** : www.ncbi.nlm.nih.gov/pubmed
  - Eine unverzichtbare Datenbank für wissenschaftliche Artikel in der Medizin, mit einem eigenen Abschnitt für Onkologie.
  - **ClinicalTrials.gov** : www.clinicaltrials.gov
  - Um die neuesten laufenden klinischen Studien im Bereich der Onkologie zu verfolgen.
- Ressourcen für Patienten und die allgemeine Öffentlichkeit :
  - **Cancer.Net** : www.cancer.net
  - Bietet Informationen über Krebs, Nachrichten und Ressourcen für Patienten und ihre Familien, ist aber auch für Fachleute nützlich.
- Pharmazeutische Datenbanken :
  - **Medscape Oncology** : www.medscape.com/oncology
  - Medizinische Nachrichten, Artikel und pharmakologische Ressourcen, die der Onkologie gewidmet sind.
- Technologien und Innovationen :
  - **Oncology Times** : www.oncology-times.com
  - Beleuchtet die neuesten Innovationen, Forschungen und Nachrichten in der Onkologie.

Durch regelmäßiges Surfen auf diesen Websites und das Abonnieren von Newslettern oder Alerts können Krankenpfleger und Angehörige der Gesundheitsberufe über Fortschritte, Entdeckungen und aktuelle Diskussionen im Bereich der Onkologie auf dem Laufenden bleiben.

- Berufsverbände und Forschungszentren :
  - Institut National du Cancer (INCa) : www.e-cancer.fr
    - Eine unumgängliche Referenz für Informationen, Forschung und Nachrichten über Krebs in Frankreich.
  - ARC-Stiftung für Krebsforschung : www.fondation-arc.org
    - Diese Stiftung bietet Informationen über die neuesten Entwicklungen in der Krebsforschung.
  - Société Francophone d'Onco-Gériatrie (SFOG) : www.sfog.fr
    - Eine Organisation, die sich der Onko-Geriatrie widmet und die Betreuung älterer Menschen mit der Behandlung von Krebs kombiniert.
- Zeitschriften- und Forschungsportale :
  - **Onkologie** : www.jle.com/fr/revues/onc/
    - Eine medizinische Zeitschrift mit Schwerpunkt auf Onkologie mit verschiedenen Artikeln und Studien.
  - **Krebsinfo** : www.info-cancer.ca
    - Ein Portal mit reichhaltigen Informationen über verschiedene Krebsarten, Behandlungen und damit verbundene Nachrichten.
- Berufsforen und Communities :
  - **OncoSuisse** : www.oncosuisse.ch
    - Eine Schweizer Plattform, die Fachleuten aus dem Bereich der

Onkologie gewidmet ist. Sie bietet Schulungen, Nachrichten und einen Raum für den Austausch.

- Ressourcen für Patienten und die allgemeine Öffentlichkeit :
  - Liga gegen Krebs : www.ligue-cancer.net
  - Sie bietet eine Fülle von Informationen für Patienten, erweist sich aber dank ihrer Nachrichten und vielfältigen Ressourcen auch für Fachleute als nützlich.
- Datenbanken und pharmazeutische Nachrichten :
  - **CancerOuvert** : www.cancerouvert.fr
  - Eine Datenbank mit Daten und Nachrichten, die der Onkologie gewidmet ist. Sie legt den Schwerpunkt auf therapeutische Neuheiten.
- Professionelle Netzwerke :
  - Association Francophone des Soins Oncologiques de Support (AFSOS) : www.afsos.org
  - Dieser Verband konzentriert sich auf die Unterstützungspflege in der Onkologie und bietet Schulungen, Empfehlungen und Nachrichten an.

Diese Ressourcen sind wichtig für alle Fachleute, die sich über die Fortschritte in der Onkologie im französischsprachigen Raum auf dem Laufenden halten möchten. Es wird empfohlen, sie regelmäßig zu konsultieren und ihre Newsletter oder Alerts zu abonnieren, um nichts zu verpassen.